ちくま新書

ウンコはどこから来て、どこへ行くのか

——人糞地理学ことはじめ

湯澤規子
Yuzawa Noriko

1523

吾が樹木を植え、吾が種を蒔き、吾が家を建て、吾が汗を滴らし、吾不浄《ふじよう》を培《つちか》ひ、而してたまたま死んだ吾家の犬、猫、鶏、の幾頭幾羽を葬つた一町にも足らぬ土が、今は儂《わし》にとりて着物の如く、寧《むしろ》皮膚の如く、居れば安く、離るれば苦しく、之を失ふ場合を想像するに堪へぬ程愛着を生じて来た。己を以て人を推せば、先祖代々土の人たる農其人の土に対する感情も、其一端を覗《うかが》ふことが出来る。

徳冨蘆花『蘆花全集　第9巻　みみずのたはこと』新潮社、一九三〇年

ウンコはどこから来て、どこへ行くのか——人糞地理学ことはじめ【目次】

※本文中、今日では差別的表現と受けとられかねない表記があるが、引用作品が書かれた時代背景、および差別的意図で使用していないことなどを考慮し、修正を加えることはしなかった。
なお、本文中の引用文献著者の敬称は省略させていただいた。

プロローグ

生きるうえで一番大切なものは何だろう。

そう問われて、「食べること」と答える人はいても、「ウンコをすること」と答える人は少ない。しかし、『ウンコ・シッコの介護学』の著者、三好春樹が「今日、どう食べるのか、ということの中に自己実現はあるのです。今日、どう排便するかの中に自己実現があるのです」[1]と言っているように、ウンコをすることは、生きとし生けるものにとって、食べることと等しく、生きるうえで欠かすことができない、一番大切なものにほかならない。

生まれたばかりの赤ちゃんの世話をしている人や、介護や病院の現場にいる人、そして何らかの理由でウンコをすることがままならない状況にある人は、それを日々実感しているのではないだろうか。

逆に、普段その「ままならなさ」を実感することが少ない人にとっては、自分自身、あるいは「生きること」と「ウンコ」を結びつけて考えること自体が思いがけないことで、奇異に感じられるかもしれない。朝のトイレで一瞥されることもなく水に流されていくのだとすれば、それは一番「身近」なものであるにもかかわらず、「身近」だということをすっかり忘れてしまうくらい、遠い存在にもなりうる。

齢《よわい》七〇代の私の知人は、いまだ自宅を和式トイレから洋式トイレに改修するのには抵抗があると言う。「だって、確認しづらいじゃない、自分の体調を」というのがその理由であると聞いて驚いた。しかし、考えてみれば、文字通り「水に流す」水洗トイレによって、ウンコと私たちの距離は離れ、さらに、和式から洋式トイレになることで、私たちは日常生活のなかでウンコと「向き合う」ということが格段に少なくなった。そうしようと思えば、構造上、向き合わなくてもよくなったともいえる。

その一方で、なぜかウンコは、子どもたちにはいつの時代でも絶大な人気がある。たとえば近年まれにみる学習教材の大ベストセラーとなったのは『うんこドリル』である[2]。「繰り返し学習」が多い子どもたちではあるが、集中力を維持するのはなかなか難しい。そこで、集中力を切らさず、かつ楽しく笑いながら夢中になって学習できる魔法の言葉として「ウンコ」を使ったこのドリルを、けしからんと憤るというよりも、「やっぱり子どもは好きだから」、「なぜ今までこのアイディアに気がつかなかったんだろう」と納得したのは、おそらく私だけではないだろう。子どもの本でこちらもベストセラーとなっている『おしりたんてい』にも、もちろん「ウンコ」らしきキャラクターは登場する。[3]

子どもにとって、ウンコは一番初めに出会う、一番身近な「自分」であり、「他者」である。きっと、その「身近さ」とはうらはらの「得体の知れなさ」が、子どもを「ウンコ」に惹きつけてやまないのではないかと考えたりする。

子どもたちの自由帳をのぞいてみると、いつの時代もウンコは人気のモチーフであることがわかる。自由帳のあちこちに、ユーモラスに登場するウンコの数々から、子どもたちとウンコの親密さを垣間見ることができる。私の息子もその例にもれず、もちろんウンコの絵をたくさん描いていた（図0-1）。

そして、私の好きなイラストレーター寄藤文平は、その著書『ウンココロ』の中で、こんな風に言っている。

ウンコは子供時代のヒーローでした。トイレ、机、グラウンド、壁、白く曇った冬のガラス窓。あらゆるところにウンコを描き入れたものです。絵を描く楽しみを教えてくれ

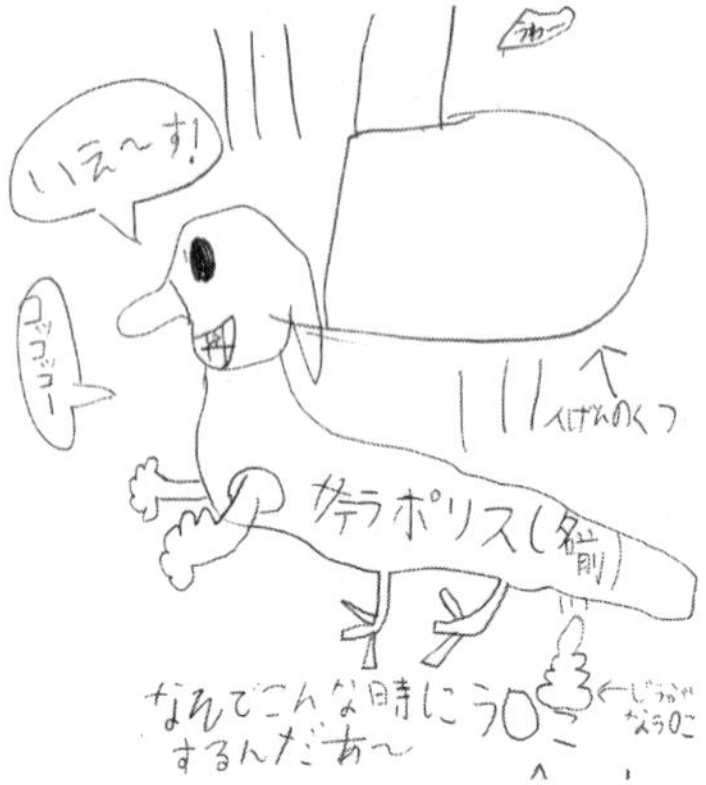
うわー
いえ〜す!
コッコッコー
くげんのくつ
サテラポリス(名前)
なんでこんな時にうんこするんだあ〜

図0−1　小学生の自由帳に描かれたウンコ

たのもウンコでした。[4]

しかし、時代とともにウンコは徐々にその「身近さ」を失い、それゆえに「得体の知れなさ」が大きくなり、子どもに限らず多くの大人にとっても「見たくない」モノ、「見えない」モノ、「見知らぬ世界」のモノという不確かさを持つようになった。ほぼ毎日出会っているにもかかわらず、である。

その結果、今ではそれは、「自分」というよりも「他者」であり、触れたくない「汚物」であると認識されることが多くなった。そして、「汚物」と名づけられた瞬間に、私たちはウンコについて深く考えることをやめてしまってはいないだろうか。

歴史研究をしていると、冒頭に掲げた徳冨蘆花の文章のように、かつてウンコと人間は、土を介した「いのち」をめぐる環《わ》の中で、複雑で割り切れない、それでいて豊かな関係を結んでいたということを実感することがしばしばある。スティグマ（汚名）によって、退けられる存在になる以前のウンコの世界である。

だから、こんな風に言えるかもしれない。ウンコは汚物に生まれるのではない、汚物になるのだ、と。そして現在、もはやウンコは汚物とさえ意識される間もなく一瞬で水に流され、次の瞬間には目の前から見えなくなり、その存在はまるで無かったかのように、忘れさられてしまう。

では、ウンコがそのような状況に至ったのは、具体的にはいったいどのようなプロセスだったのだろうか。そして、私たちはそのプロセスの中で、ウンコに対する認識を、生きることの意味を、世界への理解を、どのように変化させてきたのだろうか。

ウンコはどこから来て、どこへ行くのか。

本書ではその歴史をひもときながら、「自分」であり「他者」でもあるウンコに向き合い、「身近さ」と「得体の知れなさ」が織りなす、ウンコと私たちの関係世界を考えてみたい。

第一章

ウンコとは何か

†ウンコは「汚い」？

ウンコは今日、「汚物」と呼ばれる。

だから、おそらく私たちのほとんどは、ウンコを疑いなく「汚物」だと思って現代社会を生きている。

ところで、はたしてウンコは「汚い」のだろうか。

二〇一九年一〇月、私は「食・農・環境のつながり」というテーマの講義に参加してくれた高校生五六人に対して、講義の前に「ウンコは汚いですか」という緊急アンケートを実施した。その結果、「汚い」と答えたのは四九人（八七％）、「汚くない」と答えたのは六人（一一％）、「どちらでもない」が一人（二％）であった。ほとんどが「汚い」と答えている。

その理由を見てみよう。まず「汚い」理由は次のようなものであった。

・先入観が強すぎて、汚くないとは思い難い。
・そういう認識だから。
・汚い物だと習ったから。
・汚物の代名詞だから。汚物と形容されることがしばしばあるため。
・菌が多くて臭いから。
・臭いが不快だから。
・色が汚いから。
・衛生的によくないから。
・精神衛生上、汚い。
・異物だから。

・自分の体に不必要なものを集めたものだから。自分とは関係が無くなったもの。
・未知なる存在だから。
・触りたくないから。

理由は大きく分けて①「汚物」、「汚い」という学習と先入観、②臭いや色が不快、③菌が多い、④衛生的にみて、⑤未知、異物、自分には関係ない、⑥触りたくない、などである。「先入観」や「認識」、あるいは「学習」によって「汚い」と思っていることが興味深い。

†ウンコは「汚くない」?

次は「汚くない」と答えた生徒たちの意見である。人数は少ないながらも、その理由を丁寧に比較的長い文章で説明している点が印象的であった。

・ウンコとは、食べものが消化されて体外に出る時の姿。排泄したものだから。
・トイレに流すから汚いというイメージがあるけど、昔は畑の肥料としていたし、動物のウンコは今でも使っている。そして私たちの体の中に形を変えて入ってくる。そんな流れを考えると汚くなく思えてくるから。

・もともと食べものだから。

・汚いという概念自体が、人間が生み出した考えにすぎないから。

・草食動物のウンコはあまり臭くないから。有益だから。

・私は普段、豚や鶏のウンコを掃除したり、それを肥料として施肥しているので、汚いとは思わない。そしてその食べものを食べるから。「食する」行為をする以上、当たり前！　でもキレイではない！　汚くもない！

じつはこのアンケートに答えてくれた高校生たちは、もともと「農業」や「環境」に興味を持っており、実習授業を通して日常的に農業や畜産動物の飼育に関わっている。そのせいか、「汚くない」という理由がかなり具体的であるのが特徴的である。つまり、今回のアンケート結果は高校生一般の意見とはいえないが、逆にいえば農業や環境に興味を持っている高校生でさえ、そのほとんどが、ウンコは「汚い」と認識していることに注目しておきたい。

また、五六人の中で、一人の生徒が「汚いという概念自体が、人間が生み出した考えにすぎない」と鋭い考察を加えている。これは本書の問題意識とも共通しており、じっくり考えてみたい内容である。

†他人事と自分事

ウンコは「汚い」と答えた生徒が「自分とは関係ない」、「異物」と答えたことに対して、「汚くない」と答えた生徒たちは、「自分の体」や「食べもの」と「関係がある」と答えている。前者はウンコを「他人事」と退けているが、後者はウンコを「自分事」として引き受けていると言い換えることができる。この、ウンコを「他者」とみるか、「自分」とみるかということについて、もう少し考えてみよう。

私は生まれたばかりの子どものウンコを毎日見ていた時期がある。オムツを取り換えるその時、私は不思議とウンコを「汚い」とは思わなかった。今日もいいウンコが出てよかった、とか、ちょっとゆるいけど大丈夫かな、とか、いつもとニオイが違うな、とか、え、立ったままでもできるの！　とか。日々のウンコに一喜一憂しつつ、せっせとオムツを取り換えていたことを思い出す。最近でいえば、私は毎日一緒に暮らす猫たちのウンコを砂から掘り出しては、やはり今日もみんな元気だね、と嬉しくなったり、心配したりしている。

私の父の思い出話では、赤ん坊（私）と入っていたお風呂から上がり、「今日はお風呂にミカンの皮が入っていたね。なかなかよかったよ」と母に言ったところ、「え？ ミカンの皮なんて入れてないわよ」と返事があり、それは赤ん坊（私）のウンコだったことに大笑いしたとか。この時もやはり、父と母は私のウンコを汚いとは思わなかったらしい。

†「汚い」とはどういう意味か

ここで重要なのは、いずれの場合でも、汚物であるはずのウンコは、けっして「汚い」ものとして扱われてはいないということである。それはいったいなぜなのだろうか。

そもそも「汚い」とはどういう意味なのだろうか。

まずは国語辞典をひいてみる。

汚いとは、①よごれていて、それに触れたくない気持ちを起こさせるさま。不潔である。②秩序や調和がとれてなく、不快な感じを与えるさま。乱雑である。③下品である。④考え方や態度などがいやしい。卑劣である。⑤欲が深い。けちである。

なるほど、①汚い手で触ってはいけません、②字が汚い、③汚い言葉づかい、④汚い手を使う、⑤意地汚いなど、用例のいずれも違和感なく理解でき、馴染みがある。

しかし、よくよく考えてみると、「汚い」という言葉がもつ意味はいずれも、「触れたくない」、「不快」、「下品」、「いやしい」、「けち」など、汚いと言われる対象物（客体）そのものがもつ特徴というよりは、それに向き合っている人（主体）の価値判断から生まれるある種の「評価」であることがわかる。つまり、「汚い」と名づけられるものは、それ自身が汚いのではなく、「汚いと思われている」ものである、というほうが正確な説明ということになる。

子どものウンコを毎日見ていたころの私や、猫のウンコを毎日見ている今の私や、赤ん坊を育てていたころの私の父母（主体）が、子どもや猫のウンコ（客体）に対して「汚い」と評価しなかったのは、ウンコ自体が自分の子どもや一緒に暮らす猫たちの一部、あるいは健康状態を理解するための分身であるかのように捉えているためだと考えられる。

†主体と客体

とするならば、ウンコそのものは「絶対的に」汚物であるのではなく、あるタイミングで、ある条件のもとで、そしてある主体によって「相対的に」汚物と名づけられ、それが広く定着して今日に至る、ということになりはしないだろうか。

瀬戸口明久の『害虫の誕生』（ちくま新書）には、これと似たようなことが書かれている。

今日の私たちにとって〈害虫〉とは、迷惑で忌み嫌われ、通常は排除されるべき生物である。だが、歴史的に見れば、このことは決して当たり前ではない。[1]

同書によれば、ゴキブリが現在のような身近な〈害虫〉になったのは、じつは戦後になってから、ごく最近のことなのだという。江戸時代にはゴキブリが出没するためには、食べものが豊富で冬でも暖かな家であるという条件が揃っていなければならず、それは比較的裕福な家に限られていたため、かつてゴキブリは「豊かさ」の象徴でもあったという説さえあるらしい。それではなぜ、ゴキブリは「害」がある虫として名づけられ、認識されるようになったのだろうか。そこには何らかの転換があるはずである。

ところで、ウンコに関わる有名な虫といえば、「糞ころがし」がいる。[2] 正式な名前はスカラベといい、その仲間である「ヒジリタマオコシガネ」はなんと、古代エジプトでは

「聖なる甲虫」とされていた。古代エジプト人にとってこの虫は、不潔の象徴ではなく、死と復活、再生、生まれ変わりを連想させるものだった。無から自己を創造した太陽神ケプリは、闇の中に太陽を転がし、毎朝新たに昇らせる。スカラベも玉（糞）を地下の世界へ転がしてゆき、新たに生まれ来る幼虫たちに変化させる。スカラベを表す言葉や王家の谷の壁画に描かれる絵は、「誕生する」という意味を持ち、貴金属や宝石、象牙細工のモチーフとしても用いられるほど、崇《あが》められているのである。[3] さらに加えて言えば、古代エジプトでは人糞を偶像の列に並べ、ウンコ自体も崇められていた。[4]

それでは、ウンコはいつから、誰によって、なぜ汚い物と認識されるようになったのだろうか。ウンコは古今東西、昔から今に至るまでずっと変わらず汚い物ではないのだとすれば、いったいどのようなプロセスと歴史的変遷を経て、「汚物」へと変容したのだろうか。なぜウンコは汚物と呼ばれるようになったのか、どういう点で汚れているのか、この答えられそうで答えられない問いに、まずは向き合ってみたい。

私たちに一番近い身内であり、他者でもあるようなウンコがいったいどこから来て、どこへ行こうとしているのかを見つめることによって、ある客体に対して、「汚い」という主体の価値判断が生み出される社会のありようを、本書では、歴史学と地理学を重ねた視点から考えることにしよう。

✝汚と浄と清

この議論を進めるにあたって、まずいくつかの言葉や文字について、「そもそも」とその起源に遡って確認しておきたい。

ウンコをするところ、つまりトイレは「ご不浄」と呼ばれることがある。不浄とは、けがれていることを意味する。現在の下水処理技術には「浄化槽」というものがあるが、これは汚物を浄化し、清浄にするための装置である。

さて、今の話の中にいずれも「さんずい」が付く三つの漢字が含まれている。それは「汚」と「浄」と「清」である。それぞれの漢字の成り立ちを調べてみると、「水」について、次に挙げる三つの状態を示したものであることがわかる。

「汚」くぼみにたまった水
「浄」水を流して洗う
「清」水がよく澄んでいる

くぼみにたまった水（汚）に水を流し（浄）、よく澄んだ水（清）にするという一連の流れはまさに、浄化するというプロセスを意味している。「浄」とは①汚れがなく清らかであること、②清めることであるので、トイレを意味する「ご不浄」は「清らかではないこと」を表すことになる。「汚」という直接的な言葉で示すことを回避しながらも、やはりトイレは「汚れている」場所であると認識されているのである。

†「よごれ」と「けがれ」

また「汚れ」は「よごれ」と読むだけでなく、「けがれ」とも読む。「けがれ」と読んだ場合、「穢れ」という漢字も用いられる。「よごれ」は表面的な汚れであり、水で洗い流すなどの洗浄行為によって取り除くことができるとされるのに対し、「けがれ」は永続的・内面的な汚れであり、清めの儀式などによって取り除かれると考えられている。たとえば葬式から帰宅した時、家に入るまえに塩を使って清めるという行為などがこれに含まれる。

とするならば、ウンコが「汚物」と名づけられるとき、それは「けがれ」というよりも「よごれ」に近い意味であると考えられる。トイレから出るとき、私たちはなんらかの儀式をすることはなく、手を「洗う」からである。しかしながら、日本の近代期になると、糞尿をしばしば「汚穢《おわい》」と呼ぶことにも留意しておきたい。よごれていて、けがれているとは、何という言われようであろうか。逆に言えば、「汚穢」と呼ばれるようになった現象に目を凝らすことによって、人びとがウンコに対し、新たにどのような意味を付与し、どのような印象を抱くようになったのかを考えなければならないだろう。

　不浄と清浄と似たような言葉に、「不潔」と「清潔」がある。「潔」という漢字にも、やはりさんずいが付く。「潔」は①いさぎよい。けがれがない。行いが正しく、私心がない。②心や行為をおさめて清く正しくする。漢字自体の成り立ちは、けがれを取り除いて清めることとされる。

　公衆衛生学によって「清潔」を説明すると、清潔な状態とは、「微生物のいない状態」をいう。細菌やかびの繁殖しやすい体の表面やその周囲の環境を浄化すること、つまり、より無菌的状態に近づくこととされている。[5]

　また、スーエレン・ホイによる『清潔文化の誕生』によれば、清潔文化の発祥地はアメリカであり、それは中流階級の「価値観」に強く影響されて生まれた文化であった。もちろん今日の日本も「清潔」であることが必要以上に求められる社会になっていることは、私だけでなく読者の皆さんもきっと実感しているにちがいない。

しかし、やはりここで留意しなければならないのは、「清潔」がある価値観によって生み出されたものだとすれば、その反対の意味をもつ「不潔」もまた、ある価値観によって生み出されたものであるということである。

†漢字から考えるウンコ

では、あらためて、ウンコとは何だろうか。

辞書を引いてみると、「大便をいう幼児語」、うんちとも言う、とある。「ウン」はいきばる声、「コ」は接尾語である。しかし、これだけでは説明に深みがない。そこでウンコを漢字で書いてみよう。すると、「大便」のほかに、「便」、「糞」、「下」、「屎」などがあることに気づく。そして、ウンコには、じつに様々な表記があることに驚かされる。ひとつのモノに対する表現の豊かさは、そのモノがもつ意味の多様性や、多面性、人間との関わり方が複雑かつ変幻自在であることなどを表している。

たとえば雪が多く降る地域では「雪」に対して多彩な表現が存在する。また、今日の私たちに比べて、燃料や肥料、建材など様々な用途で「木」と向き合っていた時代の人びとは「木」をその樹種、用途、季節などで細かく名づけ、区別することができる、というように。つまり、ウンコをめぐる豊かな表現を持っているということだけでも、私たちとウンコの関係の多様性、複雑さを想起させるのに十分だといえる。その世界を少し掘り下げてみよう。

まずは「大便」である。大便とは、「肛門から排出される、食べもののカスや腸粘膜からの分泌物などの塊」である。健康な人は、一日あたり一〇〇～二五〇グラムほど排出する。意外なことに、ほとんどが水分で、全体の六五～八〇％を占める。胆汁色素やその他代謝産物によって色が付き、インドール、スカトール、硫化水素などがその臭いとなる。動物性蛋白質の摂取が多いと色は黒くなり、臭いがきつくなることが知られている。

また、当たり前のことではあるが、口から摂り入れた「食べもの」が体を通り抜け、肛門から排出されたものがウンコである。口から摂り入れた時にはもちろん「汚物」ではないものが、排出されるときには「汚物」へと変身することも、考えてみると、なんとも不思議なことである。東京大学工学部を卒業後、旧鉄道省（後の日本国有鉄道、現ＪＲ）の技術者として当時の駅トイレ問題を担当した藤島茂は著書『トイレット部長』のなかで、ユーモアを交えて、こんなことを言っている。「台所で食物をこしらえてこれを食い、消化器の末端からこれを便所へ排泄する、といった順序を、私たちは毎日繰返しているわけである。してみると人間というものは、建築的にいえば、台所と便所をつなぐ一種の管《くだ》みたいなもので、私たちはこの管を維持するために、毎日あくせく働いていることになる。[6]」

ウンコの深い意味

次に「便」と「糞」である。この二つの文字はウンコが「身近」であった頃の世界をかなり的確に象徴しているので紹介してみたい。まず「便」という漢字には、文字通り「便り」という意味と、「くつろぐ」という二つの意味がある。汚いというネガティブなイメージは微塵も感じられないことにまず驚かされる。それどころか、「くつろぐ」という意味には、かなりポジティブなイメージさえ感じられるのである。

「糞」という漢字にも重要な意味が含まれている。私は長らく、食べた「米」が「異なるモノ」になって出てくるという意味だと思い込んでいた。ナルホド、「循環」の世界だと納得もした。しかし、本当の意味はじつはそうではないらしい。「糞」とは語源的には「畑に両手でまく」ことを意味するという説も存在するのである。[7]これは「糞」が肥料であることを想像させる。実際、この漢字の字義には「くそ」のほかに「こえ・こやし」、「つちかう（培）」、「はらう（けがれを払い除く）」などもある。

その意味が分からないということは、ウンコの本当の姿を知らないことと同義であると言っても過言ではない。「畑にまく」行為については、第三章以降で詳しく述べることにしよう。

「下」というのは、体の腰より下を意味し、転じて大小便を指すことがある。さらに転じて「下品な」という意味にもなるが、「汚い」という主体による「評価」ではなく、上か下か、という物理的な位置づけを名称にしている点が興味深い。

「屎」という漢字は常用漢字ではないため、一般的な文章では用いられることはなく、小便と大便を合わせた「屎尿」も、今日では「し尿」と表記されている。ところでこの漢字を分解すると、「米」と「尸」となる。「尸」は「屍《しかばね》」を意味する。つまり、「屎」は米のしかばね、という意味になるのである。「食べもののカス」という定義に類似していて面白い。また、「食べもの」の象徴として「米」が据えられていることも重要である。とするならば、パンやパスタが普及した今日では、「米」の部分を「麦」とする漢字があってもよいのかもしれない。

†地域の固有性としてのウンコ

　こうして考えてみると、「汚い」、「汚物」という一言で切り捨ててしまう前のウンコには、深い意味と役割、そして思いがけない歴史が含まれているといえそうである。「汚い」という言葉が一瞬で覆い隠してしまうことで見えなくなってしまう一歩手前の世界。水に流して忘却するには惜しい、その目くるめく世界をじっと見つめているうちに、私はウンコが歩んできた足跡を、本気で考えなければならないという思いに駆られるようになった。

　この問題意識にもとづいて、本書では日本の歴史を中心にしつつ、中世から近世（第三章）、明治大正期を中心とした近代（第四章、第五章）、戦中戦後、高度経済成長期を経て現在に至るまでの私たちとウンコの関係（第六章）を時代順に追っていく。

　その際には日本全体という視点だけでなく、ウンコをめぐる各地の「地域差」についても浮き彫りにしていきたい。ウンコをすることは共通であるが、いかにするか、その後どうするのか、社会の中でウンコはいかに扱われてきたか、人びととウンコはどのような関係を結んできたのか、ということは、地域によってじつに多様だからである。あまり知られてはいないが、戦後のウンコの行方に深く関わる下水道行政はまさに、地域の「固有行政」の要《かなめ》であり続けてきた。[8] 人口規模、地形、気候、産業構造、社会構造、歴史、習慣、価値観などの違いに、ウンコの運命は大きく左右されてきたと言ってもいい。

とするならば、ウンコをめぐる地域差は、日本各地だけでなく、世界各地にも視野を広げて論じることができるはずである。そして、ウンコの運命を辿ることは、単なる歴史研究にとどまらず、極めて現代的な課題につながっているようにも思える。

そこで歴史の本題に入る前に、まず次章では、世界の現代的課題とウンコの関係について、私自身が実感した二つの出来事に触れておくことにしよう。

第二章　世界がウンコに求めているもの――一番身近なSDGs

†日本の過去とケニアの現在

今から約一〇〇年前の愛知県の下肥《しもごえ》と屎尿をめぐる研究、つまり、ウンコの歴史研究（第四章、第五章で詳述）を進めていた時、あるセミナーでずばり「ウンコ」の話をしませんか、という誘いを受けた。そのセミナーというのは、医療人類学者の磯野真穂さんと林利香さんが主宰する「からだのシューレ」である。それ以前に同じセミナーで「胃袋」と「食べること」をテーマとして話をしたことがあり、それなら今度はと、「ウンコ」と「排泄すること」をテーマに話をすることになったのである。どちらも「生きること」に欠かせない、誰もが毎日している行為という意味では共通している、というコンセプトである。

しかしである。冷静に考えてみると、現代において、ウンコの歴史研究についての話はどれくらいの興味をもって聞いてもらえるのだろうか。引き受けたものの、好事家《こうずか》の小話に終わってしまわないだろうかと、かなり真剣に悩んでしまった。そんな時、偶然にも、思いがけない情報が舞い込んできた。それはこの誘いを引き受けた翌日のことだったと記憶している。新聞の朝刊を何気なく開いた瞬間、「ケニアで肥料生むトイレ作りに取り組むYさん」[1]という記事に、私の目は釘付けになった。

記事によれば、住宅設備メーカーでトイレの製品化を担当するYさんは、赴任したケニアでその劣悪な環境にショックを受けた。とりわけトイレの問題は深刻で、スラムではトイレがない家が珍しくなく、ポリ袋に入れた排泄物を屋外に投げ捨てる「フライング・トイレット」が横行し、汚物が散乱して感染症で亡くなる子どもが多いという。そこで、Yさんらは排泄物をおがくずと混ぜて無害化し、肥料を作る「循環型無水トイレ」を開発し、その肥料を野菜作りに使うサイクルの構築を目指しているというのである。

「なんという偶然！」

「なんとしてもYさんと話してみたい！」

私は居てもたってもいられなくなり、切り抜いた新聞記事を握りしめながら、藁にもすがる思いでYさんに手紙を書き送った。もちろん下肥と屎尿に関する私の論文を同封して。

そして、まだ返事をもらっていないにもかかわらず、いや、手紙が届くとも限らない状況の中で、あっという間にセミナーのプログラムが私の頭の中で出来上がってしまった。無謀としか言いようがないが、その内容というのは次のようなものだった。

タイトル：うんちとトイレが世界を変える!?2

1　世界共通のうんち事情と世界多様のトイレ事情
2　うんちとトイレの話（歴史編／日本、主に愛知県）
3　うんちとトイレの話（現代編／ケニア）
4　からだと社会とジェンダーの話
5　うんちとトイレが世界を変える!?

†現代的課題につながるウンコの問題

つまり、歴史研究者の私とトイレの技術開発者のYさんとのクロストークという企画である。もうYさんと一緒にやるしかない、是非やりたい、なんとか会いたい。そんな気持ちを募らせながら、一日千秋の思いで返事を待った。

手紙を投函してから一週間後、待ちに待ったメールがケニアから届いた。この時ほど電子メールという技術に感謝したことはない。差出人はもちろんYさんである。

そこにはこんなメッセージが書かれていた。

この度は、ご丁寧にお手紙をくださいまして、ありがとうございました。

そして、論文等、資料につきましても、ありがとうございます。とても興味深く拝読させていただきました。下肥の価値が人口増加と化学肥料の流入により下がり、排泄物が廃棄物になっていく過程がよくわかりました。

「排泄物を肥料に」、「日本では昔からやってきた」というと聞こえがいいので、イケイケムードになるんですけど、日本で減退していった理由や、当時、「排泄物を下肥として使うこと」に本当に課題はなかったのか？　など、しっかり押さえて、ケニアの人たちが気持ちよく使ってもらえるものにしなければなぁといつも思っています。

この返事を受け取ってから、私はまだ会ったこともないYさんと、メールのやり取りを重ね、彼女の帰国のタイミングに合わせ、多忙なスケジュールの中の二時間半を貰えることになり、念願のクロストークを実現することができた。「針の穴に糸を通すような」とはこのことで、Yさんにはかなり無理をしてもらい、なんと彼女はセミナーが終わったその足で、ナイロビ行きの飛行機に乗るため、夜道を颯爽と歩いて空港へ向かったのである。

さて、ウンコの歴史を「現代的課題」として考えられるように、という私の宿題と、ケニアの人たちに日本での「歴史的経験」を説明できるように、というYさんの宿題を持ち寄ったセミナーには、たくさんの参加者が集まり、私や主催者の想定を遥かに超えて熱気に満ちた議論が展開した。私はウンコのTシャツ、YさんはトイレのTシャツを着て、次のようなメッセージを掲げ、フロアの参加者に話し始めた。

生きていく上で欠かせない排泄。
そしてそれを受け止めるトイレ。
「うんち」と「トイレ」から眺めると、
どんな世界が見えてくるのでしょうか?
十分な水がなく、衛生的なトイレを使えない人が、
世界には二四億人いると言われています（およそ三～四人に一人）。

†世界共通のウンコ事情と世界多様のトイレ事情

考えてみると当たり前のことではあるが、ウンコをすることは古今東西、老若男女、富める人も貧しい人も、生きている以上、「必ずする」行為である。つまり、ウンコをすることは世界共通なのである。ウンコをしない人、ウンコがない国はもちろん存在しない。

一方、それを受けとめるトイレは古今東西、老若男女その形状も歴史も位置づけも様々である。つまり、トイレ事情は世界多様ということになる。トイレがない場合だってある。だから、トイレの歴史についてはこれまでもたくさんの研究や書籍が著されているし、[3]新しいトイレが導入されたり、技術が革新されることもよく知られている。[4]日本の温水洗浄便座付きトイレは今や、世界の人びとが一目置くハイテク・トイレに登りつめ、日本文化の代名詞の一つにもなった。

こうした事情を共有したうえで、セミナーの参加者に「ウンコあるいはトイレのエピソードリレー」（一人三〇秒）を試みてもらった。話してくれるだろうか、という心配をよそに、いろいろな思い出話が次から次へと飛び出した。

その中で比較的年配の方々が話す、「今はもう、想像することが難しいかもしれないけれど」という前置きに続く、「汲み取り式便所（あるいはぼっとん便所）」での思い出が印象深かった。水洗トイレよりも何やら恐ろしく、下からのはね返りに気をつけなければならず、ウンコが落ちる音もする。もちろん強い臭いもつきまとう。こうしたエピソードから伝わってくる、ウンコと私たちの距離感、トイレに対する私たちの感覚は、振り向くこともなく、レバーやボタン一つで、一瞬で「見えなく」することができる現在のウンコやトイレに対するそれとは、全く違っているように思えた。トイレの変化は、人びとが生きる「感覚」の違い、世界に対する「認識」の違いに、想像以上に大きな影響を及ぼしているのではないかと、はっきりと理解することができた。

†便所とトイレの思い出

ちなみに私が子どもの頃（私は一九七四年生まれなので、一九七〇年代から一九八〇年代頃のこと）、住宅や学校には水洗トイレが普及し、その場は「便所」というよりも「トイレ」と呼ばれるようになりつつあった。

母に聞いたところ、私が生まれた大阪府八尾市の借家は和式の水洗便所であった。下水道にはまだつながっておらず、個別の浄化槽が敷地に埋まっていたらしい。次に引っ越した東京都国立市の社宅も同じく和式の水洗便所であった。私が五歳の頃、つまり一九七九年に引っ越してきた千葉県流山市の新興住宅で初めて和式便所は洋式トイレになった。私の実感では、しゃがむのではなく、腰かけるタイプの洋式の便器になった時に「便所」から「トイレ」になったという意識の切り替えがある。この新興住宅地のトイレは、住宅開発地域全体の下水を浄化するための浄化槽を住民が共同管理していた。個々の家が直接下水道につながったのは、ごく最近、今から一〇年前くらいのことである。ただし、もう少し広い範囲でみれば、一九八〇年代の住宅は洋式トイレが多くなったとはいえ、全ての住宅が浄化槽や下水道につながっていたわけではなく、「バキュームカー」と呼ばれる汲み取り車が走る風景やその臭いはまだ日常のものであった。

学校などの公共施設は依然として和式トイレが多かった。一方、ドライブの途中や観光地で立ち寄るのは「トイレ」というよりはまだまだ「便所」であることが多く、汲み取り式便所であることも少なくなかった。

ある時、私は祖父母、父母、姉妹たちと家族でハイキングに出かけた。そこでトイレに行きたくなり、祖母に連れて行かれたのが「汲み取り式便所」だった。幼い私はそこで立ちすくみ「オシッコ出ない」と後ずさりしたとか。これもまた、後々まで笑い話になったのだが、この時の私にとって、この便所はなんとも恐ろしい、衝撃的な場所だった。だからこの時に限らず、子どもの頃の私は、外出先で家の「トイレ」とは違う「便所」に行くのが苦手だった。自分のウンコだけでなく、他人のウンコがたくさん集まっているというのは、じつは当時の私にとっては見たことがない風景であったのだから、後ずさりするのも無理はなかった、というわけである。

そんな私のエピソードさえ昔語りになってしまうほど、今日ではこういう「便所」はほとんど見られなくなりつつある。小学生に聞くと、「汲み取り式便所を経験したことがない」という返事が返ってくる。学校は洋式トイレに改装され、明るい色の壁紙が張られるようになった。彼らにとっては和式便所すらも珍しい経験なのである。高速道路のサービスエリアや観光地のトイレは今や、住宅のトイレよりも高性能で、驚くほど隅々まで掃除が行き届いている。「臭い」と感じることもほとんどない。

便所からトイレへと変貌を遂げたことにより、二一世紀の日本で生きる子どもたちにとって、トイレはもはや、怖い場所でも臭い場所でもなくなっているのかもしれない。

†ウンコの地域差

ウンコとトイレの戦後史は、大阪、東京、千葉で私が経験した思い出話だけで説明できるほど単純ではない。地域による違いが鮮明だからである。

たとえば私が結婚した相手は一九七三年生まれで、私とは半年の年齢差しかない。しかし、長野県伊那市で生まれ育った彼のウンコとトイレの経験は私とはずいぶん異なっている。彼が子どもの頃住んでいた家は、汲み取り式のいわゆる「ぼっとん便所」だった。トイレットペーパーではなく四角いちり紙を使っていたという。ちり紙の上にのるウンコをまじまじと見て、それに命中させるようにオシッコをするという話などを愉快そうに話したりする。その時に屎尿溜の中から聞こえる、プクプクという音がなんとも面白かった、という思い出も鮮明である。汲み取り式便所に後ずさりする子どもの頃の私とは全く違っている。

彼の実家のその便所は、途中、洋式便器に改装されるも、それは便器の底についている黒いゴムの蓋がウンコの重みでパタンと開いて下に落とす仕組みのもので、汲み取り式であることに変わりはなかった。これは二〇〇〇年頃まで使っていたため、結婚してから私も実際に使ったことがあり、こんなトイレもあるんだ、と驚いたことを覚えている。それが下水道につながり、完全な水洗トイレになったのはごく最近のことである。

彼の話には、友だちと遊ぶ風景の中にもウンコはしばしば登場する。伊那谷を囲む山間部の地域では酪農が盛んで、牛糞と藁を混ぜて作った堆肥を大量に水田にすき込む様子も見慣れた風景だった。もちろん「田舎の香水」と彼が説明する、その匂いも冬から春の風物詩としてよく覚えているという。

だから、ウンコとトイレの話をするときにはいつも、世代は同じなのに経験や感覚がずいぶん違うと実感することが多い。それは、子どもの頃のウンコとの距離の違いを象徴しているのだと思われる。それゆえに、ウンコについて語る時には、世代差だけでなく、地域差を考えることが重要なのである。では、「世界」というより広い地域差に目を向けると、どんな違いが見えてくるのだろうか。

†ケニアのフライング・トイレット

まずはYさんが話してくれたケニアのウンコとトイレの事情をもう少し詳しく紹介しておきたい。

「フライング・トイレット」

この言葉を知った時の衝撃は、ぜひYさんと直接話をしてみたいと思ったきっかけの一つである。直訳すると「空飛ぶトイレ」となるが、実際にはポリ袋に入れられたウンコが空を飛ぶのである。なぜ空を飛ぶのかといえば、窓から屋外へウンコが投げ捨てられるからである。

では、どうしてウンコは屋外へ投げ捨てられるのか。

じつはこれは衛生観や道徳観の問題ではなく、極めて社会的な問題なのである。Yさんはその状況を次のように説明する。

都市部のスラムや田舎を中心に、「フライング・トイレット」はいまもって普通に行われています。何よりもまず、セキュリティの問題なんですね。上下水道のインフラが整備されていないエリアでは、いわゆる「ぼっとん便所」がつくられるわけですが、どうしても臭いが出るので、敷地内でも家から離れた場所につくる。すると、たとえば夜中に女性が用を足しにいったときに性的被害を受けてしまう、というケースがあとを絶たないんです。

　怖いので、夜は家の中で用を足してしまう。そして排泄物を入れた袋を戸外に投げ捨てるので、公道が排泄物だらけになっています。これには文化的な背景もあって、ケニアでは、自分の土地が綺麗であればいいというのが一般的な感覚なので、排泄物だけではなく家から出たゴミも目の前の公道やドブに捨てるだけ[6]。


かなり切実で深刻な問題である。

　この問題を解決するために、Yさんは、上下水の整備が進まない地域でも利用可能な「循環型無水トイレ」の開発に取り組むようになったのだという。そして研究と試行錯誤の結果、ついにその技術は完成した。

　ところがそれを普及させようとする段階に至って新たな問題が生じた。もともと下肥に馴染みがないことからくる違和感に加えて、「日本で衰退した技術をなぜ今ケニアに普及させようとするのか」という反論や抵抗に直面したのである。それは、前掲のメールに書いてあった通り、日本の経験を踏まえたウンコの循環技術についての情報が不足していたためでもあった。この問題を乗り越えるためにも、Yさんにとっては是非とも日本のウンコの歴史をひもといてみる必要があったのである。

ウンコやトイレについて考えるということには、社会やジェンダーの問題が必然的に付随するため、私たちの尊厳や生きることそれ自体を考えることにつながる。だから、ウンコについて真摯に考え抜く必要性と現代的意義は、やはりあるのだと、このセミナーとYさんとの出会いを通して、私の中に何かストンと腑に落ちるものがあった[7]。

そして今、世界がウンコに求めているものは、これだけにとどまらなかった。世界経済の新しい歴史を描いていこうとする昨今の学術研究分野の中でも、ウンコは重要なトピックの一つになりつつあるということを、私はその後、国際学会で実感することになるのである。

†ボストン世界経済史会議とウンコ

二〇一八年七月三〇日、私は一人、成田発ローガン行きの飛行機に乗って、アメリカ合衆国ボストンへ向かった。ウンコと社会についての歴史研究を、ボストンで開催される世界経済史会議（World Economic History Conference）で報告するためである。場所はかの有名なマサチューセッツ工科大学というから、さすがに私も少し驚いた。

私にとっては、遅咲きのデビューとなる初めての国際学会での報告だった。そのテーマは本当にウンコでいいのか？　と自問し、いや、是非ともウンコがいいのだ！　と自分の気持ちを引き締めた。

ことのはじまりは、その年の三月に開催された日本農業史学会であった。「物質循環」をテーマとしたシンポジウムで、私は今から約一〇〇年前の愛知県を事例とした研究を発表した。タイトルは「『下肥』利用と『屎尿』処理」である。わかりやすく説明すると、ウンコが農業に不可欠な「肥料」として利用され、その一方で、汚物としての「屎尿」が処理され始める「近代」という時代を、愛知県の都市化の様相を事例に考察することがその内容だった。

この報告を聞いた環境史が専門のある研究者から、国際学会で発表してみないかと声をかけられたのである。前年にYさんと出会って、ウンコの歴史は極めて現代的な課題をはらんでいると実感していたこともあり、私は覚悟を決めて、この仕事を引き受けることにした。

具体的な分析内容は第三章以降で詳しく述べることにするが、ボストンでの私の仕事は

「小農経営」や「資源利用」の経済的評価の議論の中で、日本の「下肥」利用の歴史を報告することであった。タイトルは、"The structural change of material circulation in modern Japan: Analysis based on the change in relationship between utilization of night soil and the of human disposal waste"、つまり、「近代日本における物質循環の構造変化——下肥利用と屎尿処理をめぐって」というようなものだった。

プレゼンテーション資料に思い切ってウンコのイラストを掲載したものの、私の英語力の未熟さのせいか、その意外性に驚いた表情を見せた聴衆はいなかった。それどころか、聴衆の真剣な視線は私に注がれている。しかし、ふり返ってみると、もし私の拙い英語が伝わっていたならば、資源利用の一事例として、日本にはウンコを「肥料」として利用する技術があった事実は、現時点ではすでに知られており、それほど驚くには値しない話題であったということになる。とくに、環境史に興味がある研究者が集まっていたということもあり、その可能性は大いにあり得た。

† Night Soil

環境の歴史を考える「環境史」という分野において、最新の研究動向の中では確かに

「下肥」利用が日本だけに限った技術ではなく、イギリスでも同様の技術と利用が存在していたことが徐々に知られるようになっている。これまでの通説では、ヨーロッパの糞尿はパリでは街路に投げ捨てられ、イギリスではテムズ川に投棄され、悪臭や河川汚染が病気の温床になるなど、かなり大きな社会問題になっていたとされていたが、最近ではイギリスでも下肥の利用が歴史的に確認されはじめている。

イギリスで「下肥」は「Night Soil」、それを運搬する人は「Night Man」と表記される。「夜の土」とは、なんとも味わい深い名称である。夜に運ばれるから「夜の土」であるとする説明や、その色の黒さから「夜の土」と呼ばれるとする説明などがあるが、いずれも言い得て妙というほかない。

三俣延子の「産業革命期イングランドにおけるナイトソイルの環境経済史」という論文は、ナイトソイル、すなわち人間の排泄物が農業地域で肥料資源となるまでの処理・取引・施用の過程を解明した貴重な研究である。この研究によれば、ナイトソイルの商業的取引は、①都市における廃棄物処理の組織化、②農業における施肥技術の経験や理論の蓄積、③都市と近郊農業地域の間の交通機関の発達に支えられて実現した。

この分析と研究成果はそれ自体、大変興味深いが、加えて強調したいのは、このような研究蓄積のおかげで、国際的な議論、持続可能な社会の実現を考える議論において、ウンコの歴史研究が重要な役割を担うという理解へとつながったということである。

つまり、これまでの研究ではほとんど知られていなかったこうしたナイトソイルに関する事象が、具体的なデータに基づいて論証されたことにより、環境史におけるウンコ研究の重要性もまた、国際的な学術研究の中に明確に示されることになったのである。歴史の表舞台に躍り出るとは、たかがウンコ、されどウンコ、さすがウンコである。

そこで、次章では、あらためて日本の事例に立ち返って、ウンコの足跡と、私たちとウンコの関係史を辿ってみたいと思う。それは、私たちの過去を振り返る以上の重要な意味をもっているということに、今はもう読者の皆さんはすっかり気づいているはずだからである。

第三章　宝物としてのウンコ——近世日本の下肥

†古典にみるウンコ観

本章では主に、日本の江戸時代を舞台として、ウンコがいかに利用されてきたのかを、とくに農業との関わりから考えていくことにする。そこでは資源としての「価値」や「利用」など、多分にプラスのイメージでウンコを論じることになるはずであるが、その前に少し立ち止まって、「コトはそれほど単純ではない」という状況にも言及しておくことにしよう。

工業化以前の日本において、糞尿は農業には欠かせない肥料となるひとつの「資源」であった。しかしそれは、汚穢にして黄金、ケガレにして神聖という複雑な多面性を持っていたと論じたのは林望である。その著書『古今黄金譚』には、様々な文学作品とそこに登場する糞尿に関する話から、日本人の糞尿観が披露されている。[1]

たとえば日本の古代神話には糞尿や吐瀉《としゃ》物から生まれる神々が登場する。

多具理邇生《たぐりにな》れる神の名は、金山毘古《かなやまびこ》神、次に金山毘売《かなやまびめ》神。次に屎《くそ》に成れる神の名は、波邇夜須毘古《はにやすびこ》神、次に波邇夜須毘売《はにやすびめ》神。次に尿《ゆまり》に成れる神の名は、弥都波能売《みつはのめ》神、次に和久産巣日《わくむすひ》神。此の神の子は、豊宇気毘売《とようけびめ》神と謂ふ。故、伊邪那美《いざなみ》神は、火の神を生みしに因りて、遂《つひ》に神避《かむさ》り坐《ま》しき。(『古事記』上巻)

多具理《たぐり》(吐瀉物)、屎《くそ》(ウンコ)、尿《ゆまり》のそれぞれから、男女一対の神々が生まれているという説明である。まず、これらはいずれも、神々が生まれる神聖なものであるとされているといえる。しかし『古事記』には次のような有名な記述もある。

又食物《をしもの》を大気津比売《おほげつひめ》神に乞ひき。爾に大気都比売、鼻口及《また》尻より、種種の味物《ためつもの》を取り出して、種種作り具へて進《たてまつ》る時に、速須佐之男命、其の態《しわざ》を立ち伺ひて、穢汚《けが》して奉進《たてまつ》ると為《おも》ひて、乃ち其の大宜津比売神を殺しき。故《かれ》、殺さえし神の身に生《な》れる物は、頭に蚕生り、二つの目に稲種生り、二つの耳に粟生り、鼻に小豆生り、陰《ほと》に麦生り、尻に大豆生りき。故是《かれここ》に神産《かみむ》巣《す》日御祖命《ひのみおやの》、茲《こ》れを取らしめて、種と成しき。

ここに登場する「おほげつひめ」は林によれば、「おほ・け（食）・つ（の）・ひめ」という意味であるので、よろずの食べものを司る神が、鼻や口、そして尻からも上等の食べものを出したということになる。やや大雑把にみれば、食べものとウンコはひとつながりの「環」の中にあるというイメージが伝わってくる。

ただし、ここで留意しておきたいのは、速須佐之男命はこの行為を「穢れ」ている、けしからん、と憤慨して、大宜津比売神を殺してしまうということである。つまり、この神話の中には、ウンコの神聖さと穢れという二面性が描かれているということになる。しかしながら、死んでしまった大宜津比売神の身体からは、なおも数々の食べものの「種」が生まれ落ち、それが次なる「いのち」を育んでいくことになる。生と死の環の中で、再度の神聖化がなされるということは、やはり興味深いところである。

†「不浄」を身にまとう

もうひとつ、事例を紹介しておこう。李家正文の『古代厠攷』という書物によれば、平安時代には、あまりに美しいものには魔がさして、この世を生きてゆくことができないと信じられていたため、子どもの健やかな成長を願って、わざと、汚いものを名前につけるという風習があったという。こうすれば、悪霊や鬼の目から逃れることができると信じられていたからである。たとえば紀貫之の子どもの頃の名前は「阿《あ》古《こ》屎《くそ》（阿古久曽）」という。不浄の「屎」を名とするこうした命名法は、ひろく民間に伝わっていたらしい。この場合、子どもの成長を守る大切な名だからこそ、「汚れ」が必要であったということになる。

私が大学一年生の時に受講していた「日本文化論」という講義で、「便所にまつわる思い出」がレポートの課題になったことがある。長野県高遠町で生まれ育ったその先生は、便所にまつわるいろいろなエピソードを持っていたようだった。今なら「便所」からその国の文化や歴史が見えてくるという趣旨は理解できるが、当時の私には、残念ながらそれがピンとこなかった。先述したように、私自身が東京近郊の新興住宅地育ちで、物心ついてからは、洋式の水洗トイレの経験が主だったせいもある。そのため、レポートの内容はまったく冴えないものになってしまった。

ところが思いがけず、私は大人になってから、便所にまつわる不思議な言い伝えを祖母から直接聞くことになった。私が妊娠した時に、祖母から、妊婦が便所をきれいに掃除すると安産する、あるいはきれいな子どもが生まれると教わったのである。興味深く思ったので、大きなお腹を抱えてトイレ掃除に勤《いそ》しみつつ、この言い伝えについて調べてみると、これは私の祖母のオリジナルではなく、日本各地で伝えられてきたものであるらしいことがわかってきた。

シンガーソングライターの植村花菜さんが歌う「トイレの神様」の歌詞にも、「トイレ掃除だけ苦手な私におばあちゃんがこう言った」という言葉に続けて、次のような一節がある。

トイレにはそれはそれはキレイな女神様がいるんやで
だから毎日キレイにしたら女神様みたいにべっぴんさんになれるんやで 2

これらと似たような話で、生後三日目に「雪隠《せっちん》（便所）参り」をし、その時に糞を食べさせる真似をするなどの習俗も日本にはあるのだという。[3] こういう言い伝えや習俗は、子どもの健やかな成長を願うという意味で、共通している。

「不浄」を身にまとうことによって「清浄」になり、「健やか」になるという論理や願いは、一見すると矛盾している。だが、じつはこうした割り切れなさが内包されている存在こそがウンコであるといえるならば、ウンコは「汚いか?」、あるいは「汚くないか?」という問いの立て方自体が、じつは極めて現代的な発想に絡めとられている結果なのだと言えはしまいか。

古典や習俗の中に登場する個性豊かな糞尿譚《ふんにょうたん》の数々は、そうした私たちの価値観の単純さに気づかせてくれる妙薬でもある。

†農業の発達とウンコの価値

さて、ではいよいよ具体的に歴史史料に描かれた史実をもとに、近世の日本におけるウンコと人びとの関係について考えてみよう。

近世以前の中世において、人糞は先述したように神話の中で畏怖され、習俗や呪術的なものとして価値づけられることがあっても、じつは多くの場合、有用な資源という価値づけはなく、廃棄されていた。水に流す「かわや（厠）」という言葉がすでにこの時期にあったことはその名残である。[4] それが近世に入ると、農産物の生産量を増やす技術の一つとなり、発酵させた人糞尿を資源として耕地に施用することが広くおこなわれるようになった。

　それを象徴する事象として、まず述べておきたいことは、近世には「ウンコに値段がついていた」ということである。近世になると、ウンコは無用な「汚物」どころか、有用な「宝物」、つまり「商品」として活発に取引されるようになったのである。なんといってもこの点が、中世とも現代とも大きく異なっている。

　ウンコが農耕に用いる「肥料」として重宝されていた歴史については、いくつもの研究書がある。その中の一つ、『都市と農村の間』は都市近郊農業の歴史について、江戸近郊に発達した蔬菜《そさい》栽培と下肥を含めた都市廃棄物利用との関係を、大阪や京都、西洋との比較から論じている。同書によれば、近世都市と近郊農村との間には、都市廃棄物の還元をめぐって、物質循環の巨大で周到な地域システムが形成されていた。

　日本の一七世紀後半から一八世紀初頭にかけて、つまり江戸時代の元禄期頃は農業技術が発達した時期である。この時期には新田開発や商品作物の栽培が盛んになり、増加する人口を扶養するために、生産性の高い農業が模索された。「農書」といわれる数多くの農業技術書が生まれたのもこの時期である。こうした状況の中で、作物を少しでも効率よく育てるための肥料についても技術革新がみられた。その一つが糞尿を用いた「下肥《しもごえ》」の利用だったのである。

近世の農業技術書の中では「糞」と書いて「こえ（肥）」と読ませることもある。

近世のウンコに関する研究の主なテーマは①都市と農村の相互関係、②屎尿が経済的価値を持つようになる過程、③屎尿の取引規模や取引実態などであり、経済や社会に深く関わる議論が展開され、いずれの研究でも、根拠となる古文書の詳細な分析がなされている。

ウンコが古文書に、しっかりとその記録をとどめているのはなぜか。

それは、ウンコをめぐる組織的な取り組みが存在し、社会の仕組みの中でそれらが重要な意味を持っていたからである。このこと自体、すでに近世を生きた人びとにとって、ウンコが単なる無用の汚物ではなかったということの証拠になる。

日本で人間の糞尿が肥料に用いられた歴史は古く、その開始は、二毛作が普及した鎌倉時代ごろとされている。草木灰や刈敷（草や柴を緑肥として用いたもの）が中心であった肥料に、糞尿が追肥として用いられるようになるのがまさにこの時期にあたる。しかし、それはまだ広く普及していたわけではなかった。

近世になると、肥料需要はさらに高まっていった。それは新田開発の活発化、城下町の発達とそこに集まる人びとの胃袋を満たす蔬菜栽培の発展が、大量の肥料を必要としたからである。また、近世には綿花などの商品作物生産の興隆とともに魚肥や油粕などが導入された。これら購入しなければ手に入らない肥料は「金肥《きんぴ》」と呼ばれ、各地にこれを集散する肥料商が誕生し、新たな市場を形成した。それに対して、都市近郊蔬菜栽培地域の拡大とともに盛んに利用されるようになった堆肥・厩肥（動物の糞尿）と合わせて下肥（人間の糞尿）は、百姓たちにとって安価に購入できる、あるいは自給できる肥料であった。

近世には「金肥」の生産と流通が拡大するが、高価な金肥だけでは農業経営を圧迫するため、一七世紀後半以降は貨幣で購入する金肥だけでなく、糞尿を腐熟させて自給できる下肥が重宝され、活発に利用されるようになったのである。

経済を廻す江戸のウンコ

江戸の人口増加は胃袋の数だけでなく、当然ながら糞尿の量の増加にもつながったため、それが下肥の取引を後押しした。糞尿が下肥として重宝されるようになると、その値段は高騰し、近世後期、寛政期以降には、百姓たちが糞尿の値下げ交渉を組織的に繰り広げるようにもなった。

その市場規模、つまりウンコの量を正確に把握することは難しいが、こうした百姓たちの値下げ交渉の際に作成された古文書に記録された数値から、おおよその規模を推測することはできる。そこで、具体的なデータに基づいた試算によって、江戸の糞尿の量やその利用について確認してみよう[6]。

たとえば寛延年間(一七四八~一七五一年)には一〇〇人あたりの一年間の下肥の値段は、およそ金二両であった。一荷(四斗)あたりの値段は、およそ銭三二文であった。一荷とは、二斗(約三六リットル)入りの桶二個分のことで、天秤棒の両端につるし、一人で担ぐことができる量のことをいう。当時の江戸の人口は約一〇〇万人であったので、一年間に総額二万両の下肥が取引されていたと推計できる。驚くなかれ、今のお金に換算すると[7]、八億~一二億円の市場規模ということになる。

そして、量に換算すると[8]、三七五万荷、つまり二億七〇〇〇万リットル[9]。膨大な数字になってきたので、わかりやすい分量で示すと、二五メートルプール約五六〇個分となる[10]。

かなりの量だと思われるが、これらは汚物として廃棄されるのではなく、農耕肥料として売買され、周辺農村の畑に還元されていた。

では、この巨大な循環システムは、いったいどのように成り立っていたのだろうか。

糞尿の汲み取りは、江戸では「下掃除《しもそうじ》」と呼ばれ、それに従事し、糞尿を運搬する人は「下掃除人」と呼ばれていた。多くは江戸周辺に暮らす百姓たちであった。下掃除人は武家屋敷や寺社、町人たちと契約を結び、金銭や現物（野菜や漬物）を支払うことでその権利を手に入れていた。彼らは村単位で組合を組織し、下掃除に関する議定書を取り交わしていた。このように、組織的な取引がなされ、かつ取引に関する約束事なども、かなり綿密に整えられていたのである。

こうした交換・循環経済の実際を垣間見ることができる古文書のひとつである武蔵国豊島郡徳丸本村（現在の板橋区あたり）の「慶長三年八月　下肥掃除代取調下書」を見てみよう。[11]同史料には一年間の下掃除について、その詳細が記録されている。それにはたとえばこんな風に書かれている。

長者町弐丁目　　百姓

一　手島宇十郎様御人数六人　　伝左衛門
　　沢庵弐樽
下谷　　　　　　　　　　　　年寄
一　長島真左衛門様御人数五人　善兵衛
　　沢庵弐樽
　　茄子弐百
茅町弐丁目　　　　　　　　　百姓
一　加津屋玉次郎人数拾弐人　　七郎左衛門
　　金弐両

最初の記述を読み解くと、徳丸本村の百姓伝左衛門は、長者町二丁目に住む手島家（六人住まい）と下掃除契約を結んでおり、代金は「沢庵二樽」で支払っていた、ということがわかる。これに続く善兵衛は沢庵二樽に加えて、「茄子二百」を支払い、七郎左衛門は貨幣で支払っている。

同年の記録を総計すると、下掃除人は村内の農民七一人、下掃除先は一四六軒、家族総人数一二三九人であった。ここから出る糞尿と交換した下掃除代の総数は、金四六両二朱銭一〇文のほか、大根一万五一七〇本、干大根二万七〇五〇本、干大根一一樽、沢庵漬六八・五樽、浅漬一〇〇本、茄子二万五五二〇個であり、[12]いずれも膨大な数にのぼる。

奈良と大坂での下肥について論じた岩井宏實によれば、[13]近代の奈良では、糞尿に対する支払料を「尻米《しりまい》」といったという。年の暮れにこの尻米を払うことになっていて、「クソ九升」、つまり一人当たり九升と計算して持っていく。たとえば下掃除先の人数が五人であれば、四斗五升の「尻米」を持っていくことになる。この時、正月の雑煮に入れる大根や芋、しめ縄を作る藁、正月の火に使う枝豆のカラ枝なども届けた。

ウンコの値段は仕入れ先によってランクがあった。貧富の差によって食べるものが異なれば、ウンコに含まれる内容にも違いがあるからである。武家の糞尿は高価だった。また、今のアパートのような「長屋」の便所に溜まる糞尿も大家の重要な収入源であり、財産だった。そしてその支払いは、前にも述べた通り、貨幣のほかに、野菜や漬物といった現物との交換によってなされたのである。

†シーボルトが見た水の都の下屎船

江戸に並ぶもう一つの大都市、大坂の状況にも少し触れておこう。

水の都大坂では、糞尿の運搬には縦横に走る河川や運河が利用された。明和六（一七六九）年ごろには「下屎船《しもごえ》」が二〇〇〇隻登録されていたという。この大坂の風景を、医師・博物学者であったシーボルトは、文政九（一八二六）年『江戸参府紀行』の五月九日の日記に次のように記している。

大坂市よりしばしば特別に作りたる肥料船来る。この肥料は全日本に慣用するものにして、人はこれを夏を越してたくわえ、種々の庭木、また穀物にさえそそぐを常とす。そのため、六月・七月・八月はしばしば至る所の地方、ことに大都市の周囲の地方はきたなく染められて、我らが明びなる景色を楽しむに、はなはだしき妨害なり。

二〇〇〇隻の下屎船が悠々と行き交う川面の風景が目に浮かぶ。と同時に、ドイツ人のシーボルトにとってはそれが、風光明媚な風景の「妨害」であったことも興味深い。それは、糞尿を肥料として耕作に用いることに対する一種の嫌悪が含まれていたからかもしれない。

ところで大坂の場合、糞と尿は区別されて取引されていた。尿は摂津、河内の一二七ヶ村の百姓が、町方との相対の上で、菜や大根などと引き換えに汲み取っていた。この百姓が使う分の余りを買い取って、さらに売買する「小便仲間」と称する業者が現れた。彼らは安永元（一七七二）年には冥加金を上納して公認の株仲間となった。

こうしてみると、江戸でも大坂でも、ウンコは確かに経済を廻す、重要な担い手にほかならなかったのである。

なぜ西欧から見ると人糞は「肥料」ではないのか

一七世紀から一九世紀にかけて、日本において農業に人糞尿が肥料として利用されていることを見聞し、詳細な記録を残したのはシーボルトだけではなかった（表3-1）。

西欧の農業では、家畜の糞尿を肥料に使ってきたため、人糞尿を同様の資源と見なす発想自体がなく、思いがけないものだった。そうした人びとにとって、近世から近代の日本で展開していた人糞尿の利活用の風景や、その臭気を経験した時の驚きは、記録にとどめ

1866	デンマーク	海軍士官	スエンソン	目ではなく臭覚が日本の風景に向ける非難は（中略）悪臭である。地味を肥やすために糞を尿に溶かしたものを用いるのだが、このどろどろの液体は山腹に掘られた穴に貯蔵され、それがすぐに腐敗してえもいわれぬアンモニアの香水の悪臭を放つのである。地面にこやしをまく月には、この忌まわしい混合液をふたのない桶に入れて畑を運びまわり、芽をふいたばかりの植物に浴びせる。おかげで植物は養分を得てすくすくと育ち、西欧の施肥法よりはるかにすぐれた効果をもたらす。しかし、目を楽しまされるのと同じ程度に鼻をつかれ嫌悪をもよおすため、どんなに自然を愛好していようと、この季節ばかりは恐れをなして田園から逃れ、町の空気や潮風で満足するよりほかにない。
1869	イタリア	イタリア国使節	アルミニヨン	ごく普通に用いられる肥料は人糞で、これに藁や麦藁を混ぜる。世界中のどこを探しても、日本の農夫ほどに自分の田畑の耕作に精を出す者はいない。彼らが田畑を耕すときの熟練、勤勉、そして入念さはまことに称賛に値する。
1877～83	アメリカ	生物学者	モース	東京の死亡率が、ボストンのそれよりすくないということを知って驚いた私は、この国（日本）の保健状態に就いて、多少の研究をした。それによると（日本には）赤痢及び小児霍乱は全く無く、（中略）我が国で悪い排水や不完全な便所その他に起因するとされている病気の種類は日本には無いか、あっても非常に稀であるらしい。これは、すべて排出物質が都市から人の手によって運び出され、そして彼等の農園や水田に肥料として利用されることに原因するのかもしれない。（中略）日本ではこれ（都市の廃棄物）を大切に保存し、そして土壌を富ます役に立てる。

出典：有薗正一郎「16世紀後半から19世紀に日本を訪れた外国人が記述する日本庶民の人糞尿処理」『愛大史学』(27)、2018年、128～113頁により作成。

表3－1　日本の人糞に対する西欧のまなざし

来日年	国	職業	名前	記録
1562	ポルトガル	宣教師	フロイス	われわれの便所は家の後の、人目につかない所にある。彼ら（日本人）の（便所）は、家の前にあって、すべての人に開放されている。（中略）われわれは糞尿を取り去る人に金を払う。日本ではそれを買い、米と金を支払う。
1775	スウェーデン	医師	ツユンベリー	世界中にこの国（日本）ほど、より丹念に肥料を集めている国はない。（中略）ヨーロッパの畑では滅多に利用しない尿さえも、ここ（日本）では大きな壺に丹念に集められる。その壺は農村だけでなく、街道の端のあちこちにも埋めてある。
1820	オランダ	商館員	フイッセル	土地には肥料を施すが、肥料には人間や動物の排泄物や、（中略）鯡や鰯その他のあり余る魚類が利用される。（中略）旅行者にとって、何が不愉快だといって、肥料が施されたばかりの畑地の悪臭、絶えず畑に運んで行くために溜めておく下肥、とりわけ村の中の家々のそばにおいてある下肥の山や肥溜の悪臭ほど不愉快なものは他にない。
1859	イギリス	駐日公使	オールコック	町から田畑に送る液体の肥料を入れたおおいのない桶を運ぶ運搬人が列をなしてとおったり、いかに貴重だとはいえ「危険物」といえる例の物（人糞尿）を積んだ馬が列をなしてとおったりすることは、まったくいやなものだ。
1860	ドイツ	公使の随行者	ベルク	家畜の頭数が少ないので（中略）日本の農民は、それゆえ全部自分自身と同胞のそれ（人糞尿）をあてにして肥料作りをしている。（中略）家においてばかりでなく、通りでも畑でも森でも、桶や容器が置かれて全部収容されるようになっている。(中略）それ（排便尿）をするときは定まった所以外でなされることは絶対ない。都会では糞尿回収はちゃんとした組織を持っている。（中略）江戸の付近でも、それ（糞尿）を積んだ駄馬の行列や、運河に数多くの肥料船があるのが見られる。本当の肥料作りは、大きな桶か石壺の中で行われる。これは、農家の庭先や畑の至る所に、縁すれすれまで土の中に埋められてある。この中に糞尿を注ぎ、そのほか何一つ付け加えずに水で薄め、熱心にかき混ぜると、きれいに溶け均一な粥のようになってしまう。（中略）天候によって、2週ないし3週間発酵させる。かくて固いものは下に沈み、水は蒸発する。（中略）生のままの状態で肥料にすることは、日本人は決してしない。

ずにはいられないものだったに違いない。

記録を見ると、人糞尿も含め、様々なものを余すことなく肥料に用いる日本の農業技術を「勤勉」や「熟練」と評価し、アメリカ合衆国のボストンと比べて、排泄物に起因する病気が少ないことを医学的に高く評価している点が興味深い。

その評価とは逆に、「耐えがたいもの」として共通して記録されているのは「臭気」についてである。西欧諸国では、冬季以外は休閑耕地（耕作をせずに休ませている耕地）で家畜を放牧し、その糞尿で地力の回復を図ってきたため、日本ほど不快な臭いを感じることがなかったのだと思われる。もちろん、日本と西欧諸国との気候、気温、湿度、土壌の状況による発酵過程が異なることも一因だろう。地理学的に見ればその差は明確である。

自国と日本を比較した記述を通してわかるのは、糞尿は西欧社会においては「隠す」ものであり、「廃棄」するものであり、「危険物」にほかならなかった、ということである。そのため、いずれの記録も、この技術を取り入れようという意図はなく、あくまでも、自国では糞尿を肥料に用いることはないだろうという立場でなされているように思われる。

これまでの研究がすでに指摘しているように、日本を含む東アジア地域では、排泄物は長年にわたって農業、特に都市周辺の農業に欠かせない肥料としての役割を果たしてきた一方で、ヨーロッパ社会においては、肥料という「有価物」と、伝染病などを媒介する故に処理されるべき「汚物」という二つの評価の間を揺れ動きつつも、後者の位置づけが支配的であった[14]。

それではなぜ、西欧の人びとから見ると人糞尿は「肥料」には見えなかったのだろうか。その答えの一つは、先に述べたように、両地域の農業の特徴に求めることができる。加えて、これはまだ想像に過ぎないが、宗教的な違いから、人糞尿をほかの生物の糞尿と明確に区別する西欧社会のあり方が垣間見えるようにも思われる。キリスト教社会における人間と自然の関係と、日本やアジアにおける人間と自然の関係の違いが、「人糞尿とは何か？」、「人間のウンコは汚いか？」という問いに対する答えの差を生み出していたとするのは、言い過ぎであろうか。

✝肥と育

ここからは、近世の日本に暮らす人びと自身が残した記録からウンコと人間の関係を考えていきたい。先に述べたように、近世は農業技術を指南した、様々な「農書」が誕生した時代でもあった。その中の一つ、享保期の金沢を描いた絵農書『農業図絵』をひもといて、下肥に関する具体的な記録を見てみよう。この絵農書には、百姓たちの農作業が季節折々、詳細に描かれており、その風景を思い浮かべることができる。

まず図3-1には「金沢国　正月田方二日より田畑育候」と書かれている。ここで用いられている「育」は「肥」と同義であり、それはさらには「養」と同義とされていることにまず注目したい。つまり、正月二日から田畑に施肥をしたというほどの意味と理解できる。

「肥」とは何か、図3-2を見ると、その具体的な様子がわかる。道の中央を歩く三人の農夫は天秤棒を担いでいる。さて、この三人はどこへ行くのか？　その答えは天秤棒の両端にある桶を見ればわかる。この三人はこれから町へ行くのである。

なぜか？　それは片方には空の桶、もう片方には大根が入った桶がぶら下がっているからである。もう一人の担ぐ天秤棒には空の桶の上に稲藁がのせてある。町からの帰り道だとしたら、空の桶には糞尿が入っており、大根や稲藁は無くなっているはずである。こうして農夫たちは、栽培した大根や稲藁と町の人びとの糞尿を「交換」しに出かける。江戸の経済を廻すウンコの説明で触れたように、近世の金沢でも糞尿の取引は貨幣でやり取りすることもあるが、こうした物々交換でやり取りすることも少なくなかった。

もう一枚の絵図（図3-3）をみてみよう。田畑で農作業する人びとが描かれた絵である。左上には「麦菜種育仕候」と書かれており、麦と菜種に施肥をしている場面とわかる。画面上部では肥桶を置き、右手の柄杓でそれを作物にかけている。画面の中央下部では肥桶を天秤棒で担ぎ、運んでいる。右下には藁で半円錐型の屋根を付けた「肥溜め」が確認できる。天秤棒を担いでいる農夫はこの肥溜めから畑へ下肥を運んでいる最中なのである。

これら一連の「肥」に関する絵図について、次のような解説がなされている。

> 肥を育と書いたところに、また肥に育の文字をあてはめたところに農民が肥料に抱いていた気持ち、すなわち単なる物としてだけではなく、精神的な関わりの深さといったものを感ずるのである。[15]

「肥」を「育」と見るということは、つまるところ、「いのち」を育むものとして、人びとがウンコを認識していたということになろう。「有用」であるというばかりでなく、生きとし生けるもののつながり、そして生と死とをつなぐひとつの「環」の中にウンコを位置づける耕す人びとの考え方が、「単なる物としてだけでなく、精神的な関わりの深さ」

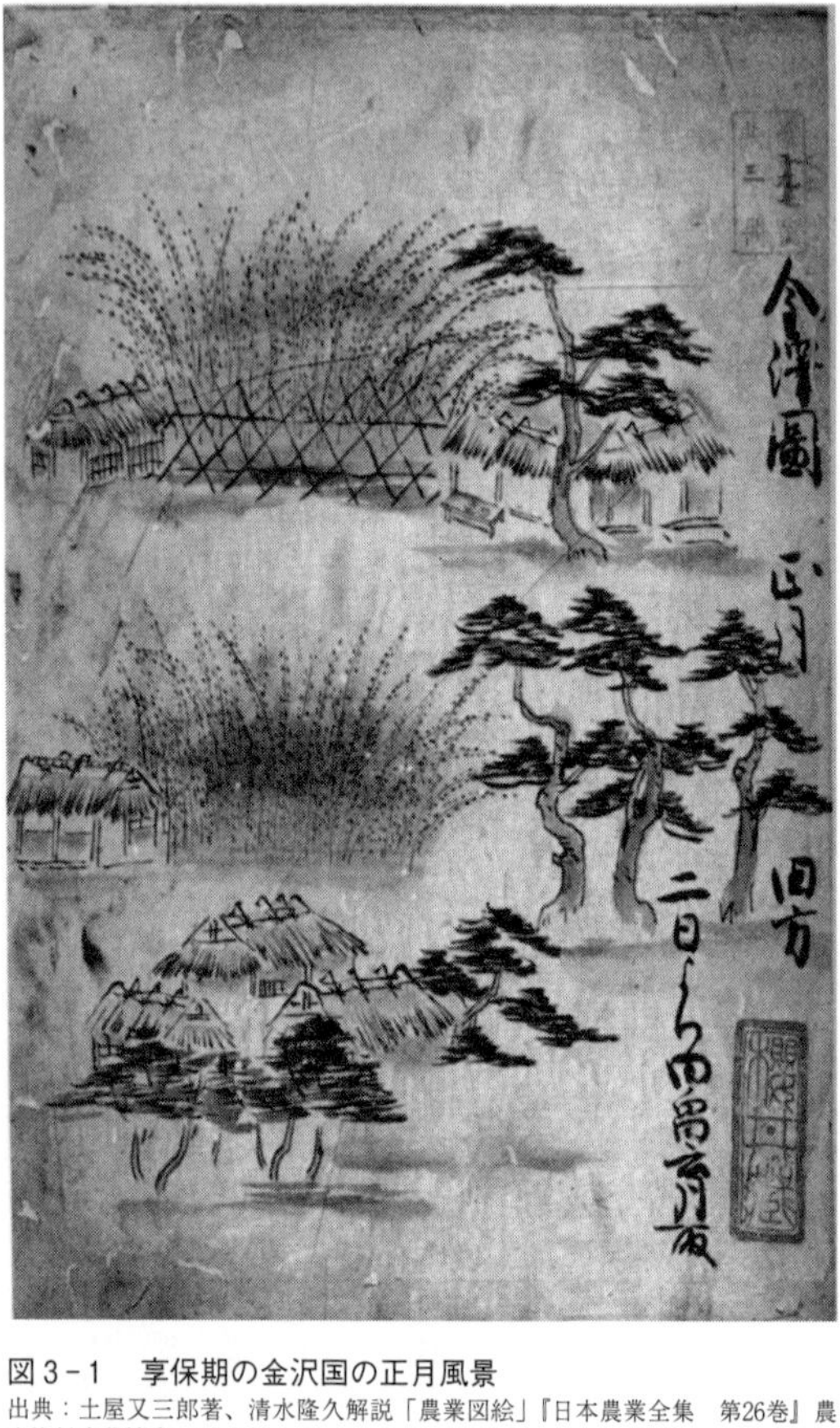

図３－１　享保期の金沢国の正月風景

出典：土屋又三郎著、清水隆久解説「農業図絵」『日本農業全集　第26巻』農山漁村文化協会、1983年

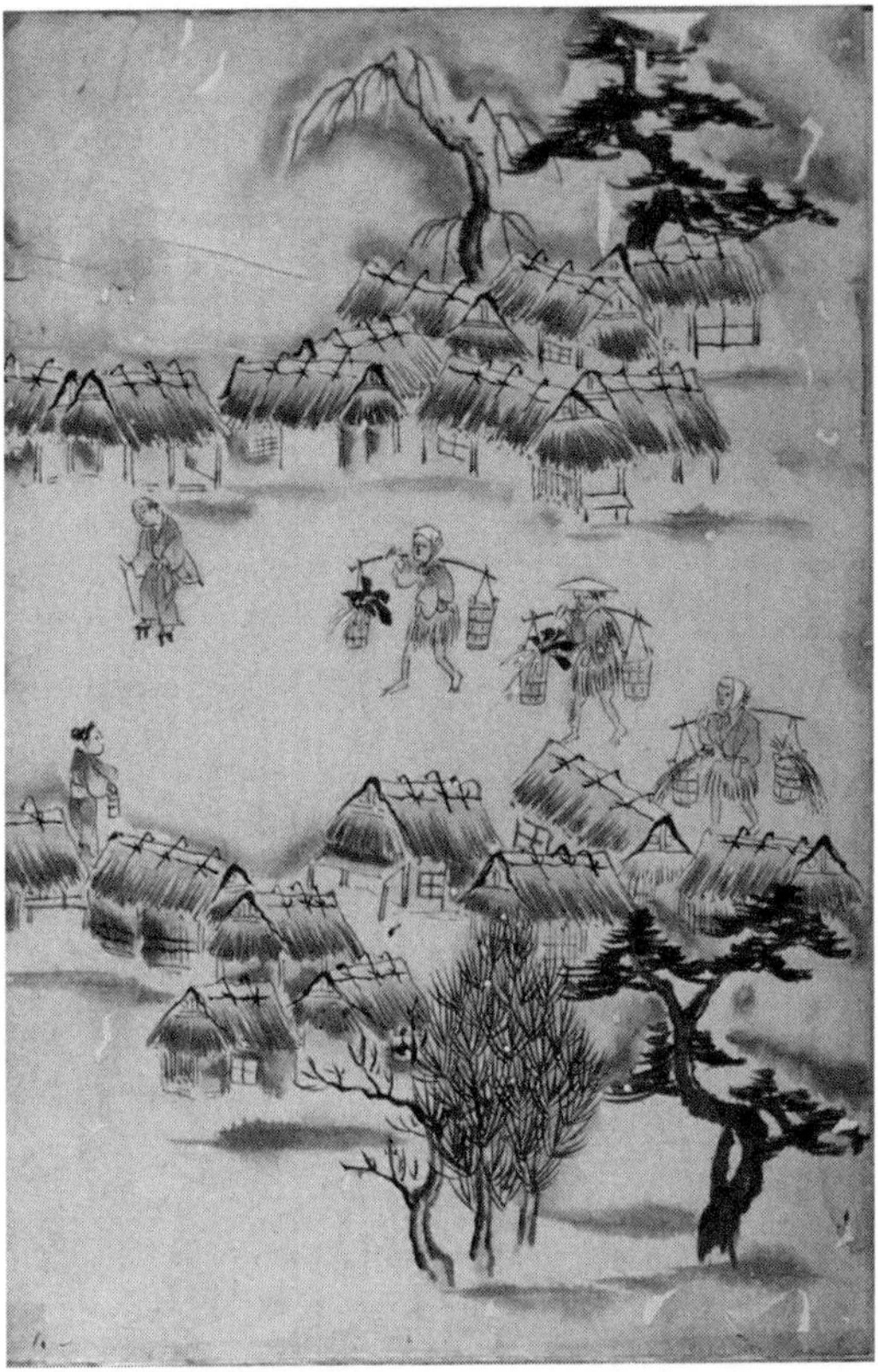

図3-2　享保期の金沢国の街並みと農民
出典：土屋又三郎著、清水隆久解説「農業図絵」『日本農業全集　第26巻』農山漁村文化協会、1983年

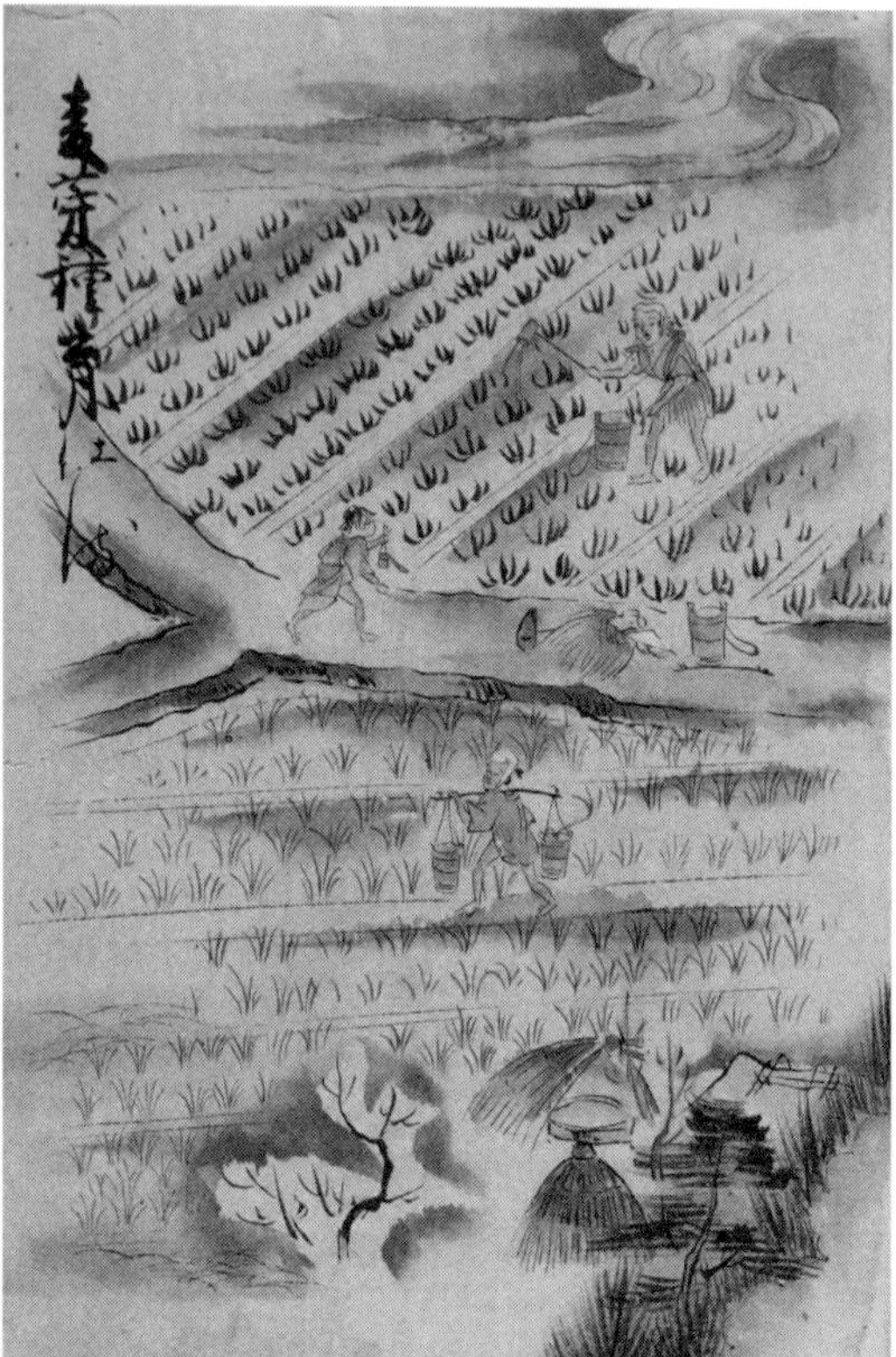

図３－３　享保期の金沢国の２月「麦菜種育仕候」
出典：土屋又三郎著、清水隆久解説「農業図絵」『日本農業全集　第26巻』農山漁村文化協会、1983年

と解説されたところのものであるといえる。

それは、近世に数々の農書を著した大蔵永常の言葉からも知ることができる。たとえば『農稼肥培論』の「惣論（総論）」には次のように書かれている（図3-4）。

†糞壌を撰ぶ

凡、農業の内にて最も大切にすべきものハ、糞壌《ふんじょう》を撰ぶなり。是則ち天地の化育を助くべき内の一ツにして、百穀を世に充たしめて、以て万民の生養を厚くするの第一義なり。夫《それ》、人間に在りてハ上　天子より下庶民に至り、亦、鳥獣虫魚に及ふまでも、生とし生るもの皆食せずして生命を保つもの無事ハ、皆人知る所なり。

農業でもっとも大切なのは「糞壌」であり、それは、「天地の化育」、すなわち天地自然が万物をつくり育て、色々な穀物で世の中を充たし、全ての人びとを養い、生きることを支えるという。糞壌というのは「肥えた土」というほどの意味であるが、ここに「糞」という字があてられていることが重要である。

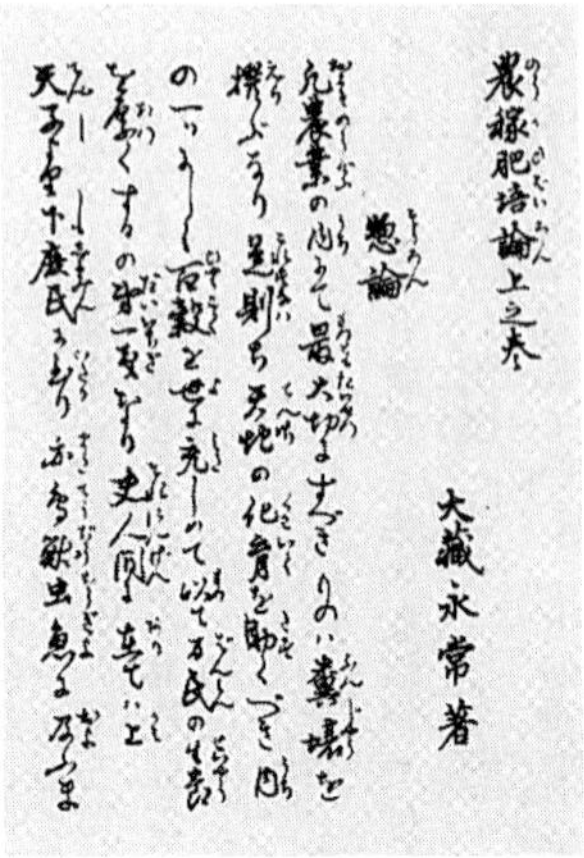
農稼肥培論上之巻

惣論

大蔵永常著

図3－4　『農稼肥培論上之巻』惣論
出典：徳永光俊編『日本農書全集　第69巻』「農稼肥培論」大蔵永常、「培養秘録」佐藤信淵、農山漁村文化協会、1996年

印象深いのは、それに続けて、「人は皆、そして生きとし生けるものすべてが、食べずして生きることはできないのだから」、と説いていることである。ウンコ、土、食、いのち、人間、鳥獣虫魚の全てが「農業」という営みの中で、ひとつながりの「環」として描かれている。これが「惣論（総論）」の冒頭に置かれていることを、あらためて心に留めておきたい。

†ウンコを肥料にする技術――『農業全書』の指南

現代を生きる私たちは、ウンコがどのように肥料になるかを、じつのところ、ほとんど知らない。そこで、その技術を近世の農書から学んでみたい。西欧からの訪問者たちの記録にもみられたように、ウンコはそのまま肥料になるわけではなかった。

元禄一〇（一六九七）年に出版され、技術書、指導書として広く読まれた『農業全書』

をひもといてみよう。作者の宮崎安貞には四〇年にわたる農業体験があり、それに加えて、各地を歩き、優れた農業技術を持つ百姓たちから経験や知識を教わり、それを同書にまとめた。

『農業全書』「巻の一、第六」のタイトルは「糞」と書いて「こえ」と読ませている。つまり、肥料についての技術指南である。その文章はこんな風に始まる。

> 田畠に良薄あり。土に、磽肥《こうひ》あり。薄くやせたる地に、糞を用るハ、農事の、急務なり。薄田を変じて、良田となし、瘠地《せきち》を、肥地となす事ハ、これ糞のちからやしなひにあらざればあたハず。

現代語訳すると、田畑にはよしあしがあり、また作土にも肥えたものと瘠《や》せたものとがあるので、浅くて瘠せた作土に肥料を施すことは、農業を営むうえでの急務である。作土の浅い田を良田とし、瘠せた土地を肥えた土地にすることは、肥料の力に頼らなければできないことである、という意味になる。[16]

続けて、その時代背景の詳細も書かれている。

昔は人口も少なく、田畑も余るくらいであったから、年毎に土地を換え、二、三年休閑地とすることができたので、多少は施肥を怠けてもよかった。しかし、近頃は人口も増え、食料の消費も非常に増えてきたために、それはできなくなった。それだけではなく、一年中休みなく作付けするようになっても来た。そのため地力の消耗が著しく、作物を生育させる力が弱まっている。

だから肥料を充分に施し、常に地力を助けるようにしなければならない。そこで百姓は計画的に肥料をたくわえることに心掛けることが大事である。藁や塵芥、糠や籾がら、枯草などおよそ肥料となりそうなあらゆるものを取り集め、毎日家畜小屋に敷いて、牛や馬に踏ませ、ほどよくたまったら肥料小屋に移しておくようにしなければならない。肥料小屋がなければ、肥料をたくさんたくわえることができないものであるから、百姓たるものその分限に応じて肥料小屋を建てておくべきである、という。

肥料として糞尿のほかに、様々なものが含まれていることも重要である。これら蓄えられたあらゆるものが「腐熟」することで、肥料になるのである。寒い時期など腐熟に時間がかかる時や、腐りにくいものを入れたときには、韮《にら》を一握り揉んで入れると良いとか、戸外に置く肥桶は南向きの場所において、桶の内側まで日が差し込むようにするなど、具体的なアドバイスも随所に書かれている。

†薬の調合と料理の和え物のように

そして宮崎安貞に言わせれば、「糞《こえ》」の配合や施肥の方法は、次の文章に書かれているように、「薬の調合」や「料理の和え物」にたとえられるものであるという。

又糞も薬剤と同し心得にて、一色バかりハきかぬ物なり色々取合せよく熟して用る事、是肝要なり。糞にかぎりて新しきハよくきかず。ねさせくさらかし熟する加減をよく覚えて、熟したる時用れバ、其しるし多し。

(肥料も、医者が薬剤を使うときと同じ気持ちで施す。一種類だけでは効きめがないので、いろいろ取り合わせてよく熟してから使用することが大事である。また、肥料に限って、新しいものはよく効かないものである。熟し加減をよく覚えておき、ねかせて腐熟したときに使用すれば、効果が大きい。)

又田畠に糞を入る事、喩へバ和をあゆるごとし。それぞれの、あへしほと、よく思ひあハざれバ味ひ調ハぬものなり。

（田畑に肥料を入れることは、たとえば和物をあえるようなもので、材料がそれぞれの調味料とうまく調和していないと、味わいのよいものはできない。）

「糞」という文字は、「畑に両手でまく」という意味だと第一章で述べた。それはこのように「肥料」として食べものを土に還《かえ》す行為を意味しているといえる。そのあいだに、人間が「食べ」、「排泄する」という行為がある。この環の中で、この時代のウンコは、「糞《くそ》」そのものというよりもむしろ、「肥料」という広い意味をもつ「糞《こえ》」の一部に含まれている様々なものの一つに位置づけられていた。

第四章　せめぎあうウンコの利用と処理――近代における「物質循環」の再編

†愛知県の織物工場史料から――「肥料渡帳」

第三章でみてきたように、ウンコが経済を廻すものであり得たのは、いつ頃までなのだろうか。

一般的には次の二つの視点から、近世に成立していた物質循環が近代を経て衰退した、という大まかな見取り図が描かれてきた。第一に「肥料商」の勃興と、農家による「購入肥料（金肥）」の増加を指標として、主に新しい肥料の流通・販売が経済史の視点から明らかにされてきた[1]。そこでの肥料は、農業における「循環する物質」というよりも、近代以降、大量に流通し始めた「経済主要品目」として注目されている。第二は、衛生観念と化学肥料の導入が下肥の利用を減少させ、近世以来の「循環システム」が「衰退」したという議論である。[2]

しかし、循環の構造はどのように変化したのか、その具体的な過程はいまだ解明されているとはいえない。また、この変化を単純に「衰退」と説明するだけでよいのかなど、いくつかの疑問も残る。[3] そこで以下では、愛知県を事例として、近代における物質循環の転換について考えてみることにしよう。

そもそも私がウンコの歴史を考えるようになったのは、愛知県をフィールドとして織物業の研究に取り組んだことがきっかけだった。近代、とりわけ大正期以降の愛知県尾西地域（現在の一宮市）一帯は、毛織物の産地として名を馳せ、工場が集積し、そこでたくさんの女性たちが働いていた。その一つ、鈴鎌工場の経営史料をひもといている時、表紙に「肥料渡帳」[4]と書かれた二冊の横半帳に目がとまった。と同時に、どうして織物工場に「肥料」の記録が残っているのだろう、という疑問がわいてきた。

帳面をめくってみると、上段に「大」、下段に「小」という項目名がある。そしてそれぞれの段には、「九月　大　弐荷半」、「小　四荷半」などと書かれている。ページの最後には「合計　七円四十五銭、大根ト差引スミ」とある（図4-1）。「大」と「小」、これはいったい何だろう。

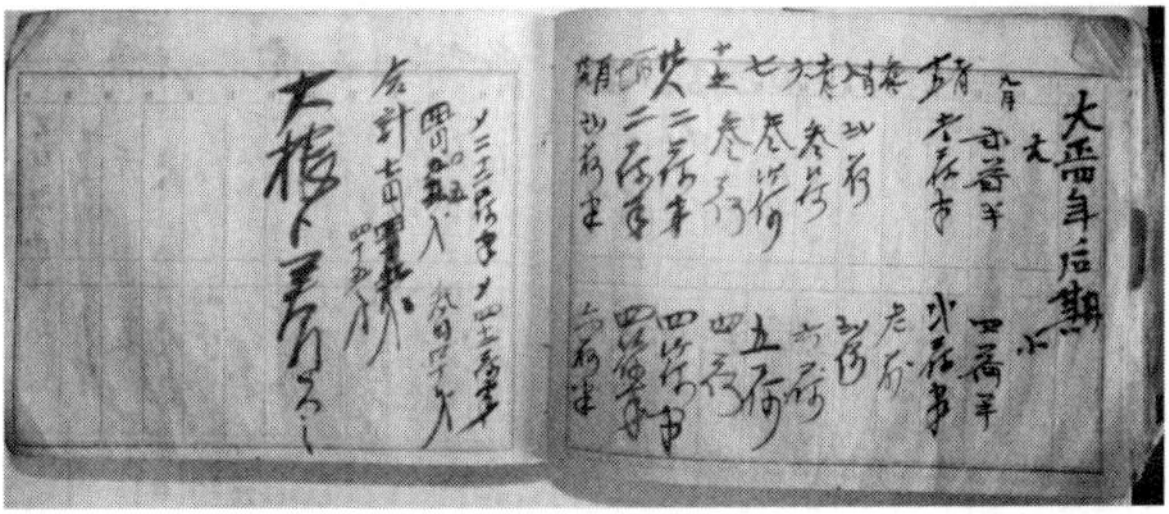

図4-1　「肥料渡帳」大正2～19年の一部
出典：鈴木貴詞家文書

読者の皆さんはもうピンときているかもしれない。

私もこの内容にはどこかで見覚えがあった。そう、前章で取り上げた「下肥掃除代取調下書」とそっくりである。つまりこの文書は糞尿の売買取引に関する記録である。図4-1には、大正四年後期に、大便「二十二荷半」と小便「四十三荷半」、合計七円四十五銭相当を、大根との交換で取引したということが記録されている。この帳面のタイトルにある「肥料」とはもちろん、女工たちの糞尿である。

ウンコからの手紙

これはさながら、約一〇〇年前のウンコから私へ届いた手紙のように思えた。この史料はいったい何を語ってくれるのだろうか。そんなことを思いながら、史料を撮影し、分析し、考えた。そもそも、糞尿の取引記録は前章でみた近世の文書がほとんどで、近代の文書として、これほど具体的に記録されている実物の文書に触れたのは、少なくとも私にとっては初めてのことだった。山のような史料に埋もれていたこの史料との出会いが、ボストン世界経済史会議につながったのだから、フィールドワークとは不思議なものである。

さて、分析に戻ろう。史料に記録された数字を集計すると、一九〇〇（明治三三）年から一九〇五（明治三八）年、一九一三（大正二）年から一九二一（大正一〇）年の間に約一〇〇戸の周辺農家と肥料売渡しの取引関係にあったことがわかった。

同工場から農家への肥料売渡し動向をみて興味深い点は二つある。一つ目は、肥料の内容が大便と小便に区別されていることである。たとえば大根栽培には水肥としての小便は不可欠であり、それは稀釈して用いられた。帳面をみると、農家は大便と小便を別々に購入して運搬していることが確認できる。これらは春（前期）と秋（後期）に分けて決算されており、半期で大便は一〇〇荷、小便は二〇〇荷前後がほぼ毎年売渡されている。金額をみると、大便の方が高価である。

二つ目は、支払いが現金だけでなく、藁、大根、麦種などの農産物、あるいは管巻《くだまき》などの織物関連作業によっていることである。織物工場は農産物を農家から仕入れた代金、あるいは日当などを差し引いた代金を下肥代として受領していることになる。

たとえば、①「計　六円八十七銭、四円三十一銭　大根作、三円十六銭　大根代　引テ六拾銭相渡」[5]、②「計　七円四十五銭、大根と差引スミ」、③「計　七円五十六銭、内一円日雇代引、引テ六円五十六銭」、④「〆　七円三拾九銭、内四拾六銭ワラ四束、差引テ七円二拾三銭　勘定ス」、⑤「計　六円拾六銭、ワラ代、管巻代一円八十五銭　差引テ四円六拾三銭」などの記載が見られる。一九〇三（明治三六）年、一九〇四（明治三七）年の帳面には「大根」だけでなく、「玉子」と交換している記述も散見される。[6]

周辺農村へ女工の糞尿が売渡され、農家から大根が納入される。その大根は工場の炊事場でおかずや漬物として調理され、女工たちの食卓にのぼる。それを食べて女工たちは労働力を織物業へ投下する。「肥料渡帳」から見えてくるのは、このような農村と工業との間に成立している循環的な関係にほかならない。[7]これは前章でみた、近世のウンコと社会の関わりと大きな相違はないようにみえる。

また、聞き取り調査によれば、女工の実家である農家に工場内畑の野菜栽培や漬物作業を頼むことがあるほか、野菜や薪炭を仕入れることもあった。[8]つまり、近代日本における農村と工場との間には、「食料」と「燃料」、そして「肥料渡帳」が示すような「肥料」を介した物質の循環的な関係が成立していたといえるのである。こうした関係が、小さな帳面を通してありありと目に浮かんできた。

†近代日本農業史における下肥

近代の農業技術は、近世と比べてさらなる飛躍をしたことで知られている。その点についても確認しておきたい。

愛知県の農業は、大正期に入って大きく変化した。それは第一に名古屋市や京阪神地域の都市の消費者に向けた蔬菜・果樹栽培、畜産（養鶏）の導入による商業的農業への転換であった[9]。とりわけ、大根をはじめとした蔬菜栽培の興隆が著しかった。こうした状況の中で、愛知県下で使用される肥料の消費額は年々増加し、購入肥料（金肥）のみで一九〇六（明治三九）年度に三四〇万円、反当り二・四円であったところ、一九一二（大正元）年には五八〇万円、反当り三・三円となり、翌年には七六〇万円、反当り四・八円と推移した[10]。

しかし、実際には肥料消費額が増加する割には生産性が上がっていなかった。これを県立農事試験場は、農民たちの「肥料に対する知識」が十分ではないことに原因があると考えた。そこで「肥料知識の巧妙なる応用は農業経営の重大要項」として、愛知県立農事試験場は一九一六（大正五）年に『肥料の話』を刊行している。同書によれば、人口稀薄で土地が広大であった時代には、四年も五年も休閑して耕耘《こううん》することができ、地力の回復も見込めたが、人口増加によって同一の土地を年間で二回も三回も酷使し、多くの収穫を得なければならなくなった。その結果、収穫ごとに土壌に肥料を施して地力を維持する必要性が以前に増して高まった。とくに窒素、燐酸《りんさん》、加里《カリウム》の三成分が肥料の三要素として重視されるようになった、と説明されている。

窒素は腐熟人糞尿、硫安、鰊粕、大豆粕、油粕などに含まれ、燐酸は過燐酸石灰、骨粉、グアノ、燐鉱、油粕、米糠など、加里は藁灰、木灰、大豆粕、綿実粕などに含まれる。同書ではこれらの配合および施肥方法を、稲、麦、蔬菜、果樹それぞれの作物別に紹介している。

また、一九一四（大正三）年に刊行された『下肥』という技術書には、人糞尿の成分、腐熟法、貯蔵法、施肥法、防臭消毒法が掲載され、下肥として人糞尿を用いるための科学的根拠が論じられている。[11] こうして下肥の利用は、旧来からの慣行の継続というよりは、むしろ「科学的な」技術と論理がつけ加えられて、近代において、新たな段階へと進み始めたのである。

†地力の維持と農家の自衛

愛知県立農事試験場は肥料の三要素や、その配合を具体的に説明しつつ、「近年、人造肥料が盛んに使用せられ手間肥が除かれて、此の有機質の補給が十分でないから、土壌中に欠乏を来たし、土地は次第に堅く締りて土質を悪変せしめ、何程金肥を施しても其割合に肥効を奏さない所もある。故に有機質、即ち堆積肥料、厩肥、緑肥の施用は単に肥料養分を施すと云ふ計りでなく、地力の維持上、農家の自衛上、最も必要な事柄である」[12]と、有機質の必要性を強調している。普及し始めた「人造肥料」では有機質が不足し、土壌が固くなってしまい、その後いくら良質の肥料を入れても地力の維持が困難になる。そのため、あらためて人糞尿は「有機物肥料」として、農家に欠かせないものであると位置づけられたということになる。

こうした「地力の維持」と合わせて、ここで愛知県立農事試験場が強調している「農家の自衛」について、もう少し具体的に述べておきたい。ウンコを使うことが「農家自らを衛《まも》る」とは、いったいどういうことだろうか。その事情は、愛知県中島郡朝日村が刊行していた『朝日村報』に掲載された、ある農村青年の寄稿文からうかがい知ることができる。

我が村の農事

聞くところによれば明治三十二三年頃は、田七反歩畑三反歩位あれば、家族七八人あつても裕に生計を立てて行かれ年々少々は貯蓄も出来たものであるが、今日ではこれだけの自作では借金するまではないが、幾何残すと云ふ所はむつかしからうと思ふ。今日では先づ衣類薪炭肥料の騰貴は甚だしいです、之に地租所得税やら府県税やら村税組合費など、だんだん増す一方ですから、可なりの田畑を有する家がやつと生活して行けると云ふばかりで、殆んど余裕がない様なわけで農業ほどつまらぬ業務はないと云ふ結論になりはしないかと危ぶまれます。果して農業はこんな悲惨なる仕事でせうか。否々農業は貴い業務です、利益の確かなる業務です、農家の経済を裕かにする方法はいくらでもあるのです。農家諸君の研究は未だ足らないのです、注意して見れば収入増加の道は目前に横はつて居ります[13]（後略）

この文章からは、田畑合わせて一町歩（サッカースタジアムのピッチくらいの広さ）を自作していても、一九一七年には暮らし向きが厳しくなっていた様子が窺える。それは衣類、薪炭、肥料などを購入するようになったことに加えて、それらの物価が高騰したことに起因していた。注意深く読めば、以前は自給していたものを、市場経済を介して入手するようになったという根本的な暮らしの変化が垣間見える。行政の変化や、生産組織の設立は、農家にとって税や組合費などの負担も同時に増加することを意味していた。これら農業や農村生活に関わる経費が増大することによって、かつては十分暮らしていけたはずの農業規模では暮らしが成り立たなくなった。これは、これから農業を担って行こうとする青年たちにとって、非常に大きな課題であったにちがいない。

こうした状況が、ともすると産業全体において農業の位置づけが軽んじられる要因になることを懸念しながらも、寄稿者は最後に、研究と努力次第で収入の増加が見込めると主張する。これまでの農業のやり方では暮らしむきが一向に良くならないことに気がついた青年たちは、農家としての暮らしを維持するために農業の合理化と農業経営の転換を模索したはずである。その一つの方法が、人糞尿を中心とした自給肥料を活用することだったのである。

一九一九（大正八）年に、愛知県立農事試験場は次のように当時の農業を総括している。「人口の増殖と生活程度の向上とは、益々蔬菜類の需要を増加し、一方交通機関の完備は県外に対し、盛に移輸出を行ふに至り其結果、本県の蔬菜栽培事業は近来長足の進歩を来たし、其生産額実に一千万円以上の多額に達し、今や全国唯一の生産地たるに至れり」[14]。つまり、蔬菜栽培がますます盛んになり、肥料需要が高まっていた。

では、愛知県立農事試験場が推計したデータから、具体的に一九一三（大正二）年の愛知県下の肥料消費構造を見てみよう[15]（表4-1）。

まず量の割合でみると、販売肥料（金肥、農家にとっては購入肥料）は全体の一三・四％、自給肥料は八六・六％である。圧倒的に自給肥料が多いことがわかる。とりわけ自給肥料としての人糞尿は全体の三八・四％と、最も高い割合を示している。それに堆積肥料と厩肥が続く。一方、金額でみると販売肥料が六七・七％と、自給肥料の三二・三％を大きく上回っている。つまり、この時点で愛知県の肥料消費は大量の自給肥料に依拠しながらも、高価な購入肥料を合わせて使用する構造になっていた。

この構造は基本的にその後も維持されるが、販売肥料量は約一〇年間に二倍となり、消費額を指標とした場合、その変動は一九一六年以降大きくなっていることがわかる（図4-2、図4-3）。

愛知県では工業生産が急速に拡大する中で、農業自体も革新が図られ、変化してきた[16]。

表4－1　愛知県下の肥料消費量および消費額（1913年）

種類			量（千貫）	割合（%）	額（千円）	割合（%）	銭／貫
販売肥料	動物質肥料	鰊搾粕	4,798	1.1	2,135	19.0	44
		鰯搾粕	444	0.1	194	1.7	44
		鰈搾粕	742	0.2	266	2.4	36
		鱈搾粕	206	0.0	70	0.6	34
		鮫搾粕	100	0.0	33	0.3	33
		大鮮搾粕	123	0.0	54	0.5	44
		雑魚搾粕	218	0.0	75	0.7	34
		干鰯	95	0.0	29	0.3	31
		鶏糞	3,069	0.7	153	1.4	5
		人糞尿	12,154	2.7	122	1.1	1
		その他	575	0.1	185	1.6	32
		計	22,524	5.0	3,316	29.5	15
	植物質肥料	大豆粕	12,261	2.7	2,507	22.3	20
		菜種油粕	310	0.1	68	0.6	22
		綿実油粕	976	0.2	220	2.0	23
		粉末麻実油粕	165	0.0	29	0.3	18
		溜粕	1,069	0.2	56	0.5	5
		その他	510	0.1	72	0.6	14
		計	15,291	3.4	2,952	26.2	19
	鉱物質肥料	過燐酸石灰	2,066	0.5	186	1.7	9
		硫酸アンモニア	358	0.1	206	1.8	58
		藁灰	14,433	3.2	160	1.4	1
		その他	2,240	0.5	43	0.4	2
		調合肥料	3,036	0.7	755	6.7	25
		計	22,133	4.9	1,350	12.0	6
	販売肥料計		59,948	13.4	7,618	67.7	13
自給肥料	人糞尿		172,267	38.4	1,723	15.3	1
	鶏糞		3,409	0.8	119	1.1	3
	穢沙		27,825	6.2	42	0.4	0
	緑肥		17,150	3.8	114	1.0	1
	厩肥		55,879	12.5	335	3.0	1
	米糠		412	0.1	34	0.3	8
	堆積肥料		81,960	18.3	598	5.3	1
	草稿稈麵		23,371	5.2	376	3.3	2
	藁灰		5,480	1.2	255	2.3	5
	木灰		774	0.2	34	0.3	4
	自給肥料計		388,527	86.6	3,630	32.3	1
総計			448,475	100.0	11,248	100.0	3

出典：愛知県立農事試験場編（1916）『肥料の話』愛知県立農事試験場、115–118頁

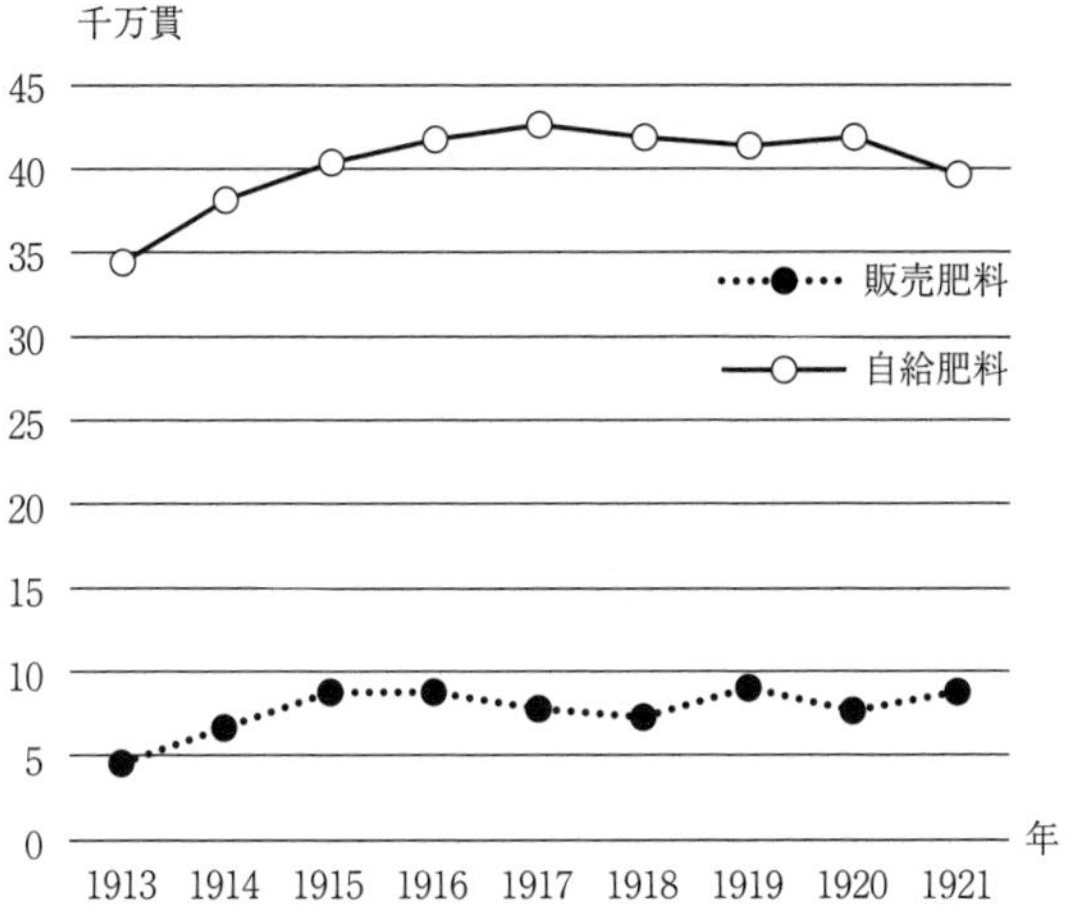

図４－２　愛知県における肥料消費量の推移
出典：愛知県産業部編 (1923)『愛知県之肥料』愛知県産業部、43-46頁

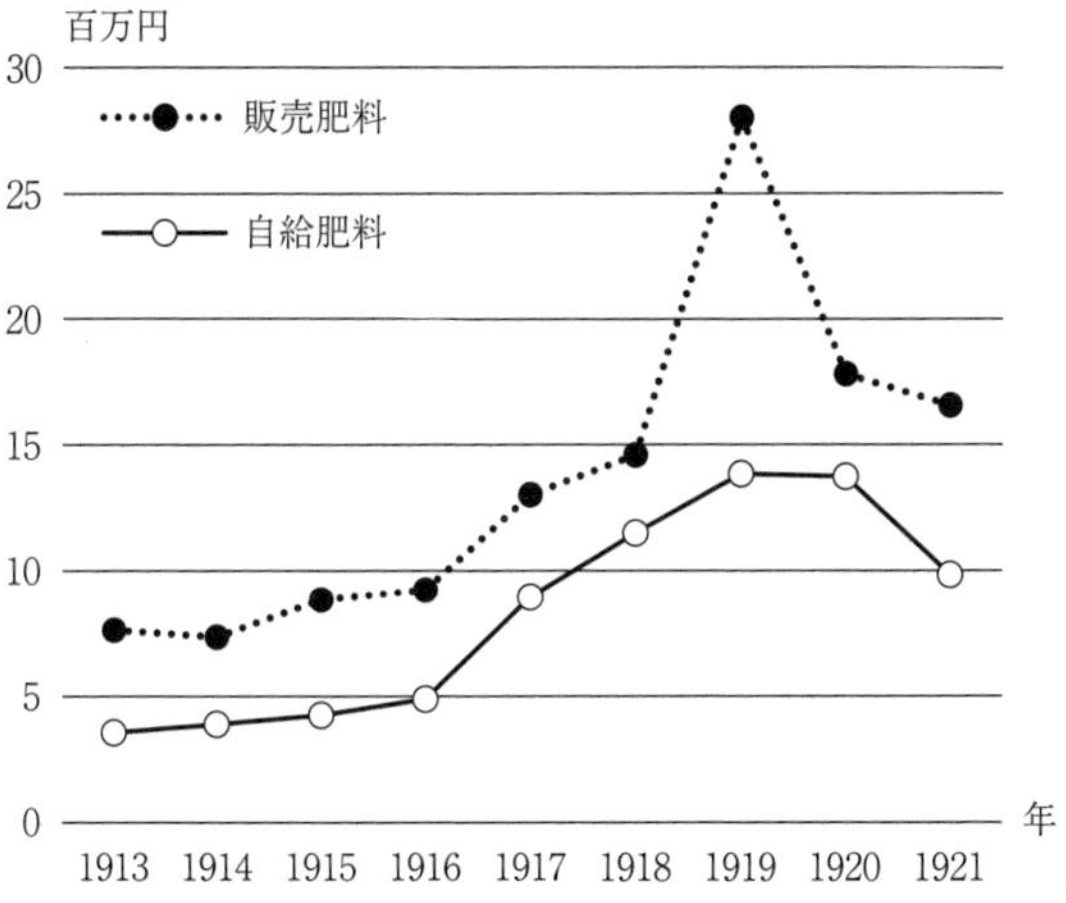

図４－３　愛知県における肥料消費額の推移
出典：愛知県産業部編 (1923)『愛知県之肥料』愛知県産業部、43-46頁

愛知県ではとくに「養鶏」が盛んになり、都市近郊農業の重要な部門を形成していった。そして、養鶏によって生じる鶏糞もまた人糞尿と同様、肥料として重要な意味を持つようになった。[17]

†農家経済からみた肥料とウンコ

こうした状況は、農家にとってはどのような経験だったのだろうか。以下では名古屋市の北東部に隣接する東春日井郡勝川町（現在の春日井市西部）を事例として、よりミクロなスケールで検討してみよう。

東春日井郡は名古屋市に隣接しているものの、専業農家率が高く、都市近郊農村として都市向けの食料供給地域となっていた。郡内でも農家が比較的多い地域である。一八八四（明治一七）年頃の東春日井郡の主要産物は、蘿蔔（大根）一九〇町、牛蒡一町二反、胡蘿蔔（人参）二町、甘藷三七六町、薯蕷（山芋）一町六反、里芋二八町、西瓜二町二反、茄子一四町五反、越瓜二町二反、葱二町、胡麻三〇町であった。

その後、「近時名古屋市の発達膨張するに従ひ、人口増殖の結果、蔬菜の需要頓に増加し、勝川町及び守山町付近にては其の供給地として、蔬菜の栽培産出に農村人気を喚起し、又本郡の工業地たる瀬戸町を中心として、旭村地方にては其の栽培生産に力を注ぎつゝあり」[18]という状況になり、商工業が興隆した名古屋市および瀬戸町へ食料を供給する近郊農村地域へと変貌していった。そして、近世以来の自給肥料中心の農業から、販売肥料（金肥、農家にとっては購入肥料）を導入した農業への移行が進みつつあった。

こうした状況のなかで、東春日井郡の農会は、「最近販売肥料殊に無機質化学肥料の施肥量を激増したるは世運の然らしむる所なりと雖も、為に動もすれば生産費のみ増加し却って地力を減退せしむるの弊あるは、農家経済上誠に憂慮すべき状態」[19]として、様々な取り組みを試みている。[20]

たとえば、一九一五（大正四）年の米価の暴落に対して、その救済策として自給肥料の使用を奨励した。それは翌年以降、堆肥舎の建設奨励、堆肥品評会の開催へとつながっていった。また、窒素の地中定着に有効な紫雲英《ゲンゲ》の栽培を普及するために、種子の共同購入を斡旋し、緑肥として「ザートウヰッケン」[21]の栽培普及を意図して、種子を無料配布するための採取圃二反を経営した。しかし、一九二〇年代以降、農家が肥料を購入する割合はますます増加し、農会は「之れが肥料の消費節約を図るは眼前の急務」と強調するようになった。

このように、都市の需要と連動して近郊農業が盛んになった愛知県では、近世以来の「下肥」利用が近代でも継続していた。農事試験場による科学的な根拠を加えられつつ、貨幣経済に巻き込まれていく中での農家の経営維持に不可欠とされる状況を反映して、下肥利用がむしろ積極的に勧められた側面は見逃せない。

†東京が大分攻め寄せて来た

一方、農村ではなく都市からは、近代における下肥利用にどのようなまなざしが注がれるようになったのだろうか。

近世の下肥利用について研究した渡辺善次郎は、近世以降の変化も素描し、大正期になると「都市屎尿の商品化がこの頃から次第に消滅しはじめ」、「都市にとって、人屎尿は再び廃棄物に戻りつつあった」ことに言及している[22]。

先に見た愛知県のように近郊農村が下肥技術の向上に努める一方で、都市屎尿の商品化が消滅するという、一見すると矛盾する二つの方向性は、一つの地域の中で、どのようなせめぎ合いとして表出していたのだろうか。次に人口増加と都市化、そして産業革命が進む近代という時代において、ウンコがいったいどのような経緯をたどったのかを考えてみよう。

本書の冒頭に掲げた徳冨蘆花の「みみずのたはこと」は、彼が一九〇六（明治三九）年に海外から帰国した翌年に転居した千歳村粕谷（現在の東京都世田谷区北部）での暮らしを綴った作品である。新宿から三里（約一二キロメートル）離れたこの地は、当時まだ鉄道も敷設されていなかったが、確実に都市化の足音が近づいていた。徳冨蘆花は次のようにその様子を書きとめている。

東京が大分攻め寄せて来た。東京を西に距る唯《さ》三里、東京に依つて生活する村だ。二百万の人の海にさす潮ひく汐の余波が村に響いてくるのは自然である。東京で瓦斯を使ふ様になつて、薪の需要が減つた結果か、村の雑木山が大分拓かれて麦畑になつた。道側の並木の櫟楢《くぬぎなら》など伐られて掘られて、短冊形の荒畑が続々出来る。武蔵野の特色なる雑木山を無惨無惨拓かるるのは、儂《わし》にとつては肉を削がるる思いだが、生活がさすわざだ、詮方は無い。筍が儲かるので、麦畑を潰して孟宗藪にしたり、養蚕の割が好いと云つて桑畑が殖えたり、大麦小麦より直接東京向きの甘藍《キャベツ》白菜や園芸物に力を入れる様になつたり、要するに曩時《むかし》の純農村は追々都会附属の菜園になりつつある。[23]

この後、一九一三年には京王電気軌道が敷設され、帝都の近郊としてこの地域の開発は一気に進んでいく。[24]そうした状況の中で、徳冨蘆花の農村生活自体は、先述した都市近郊農村と同様、「吾不浄《ふじょう》を培《つちか》い」、土を耕す日々が続いていた。

肥料としての糞尿の利用について、「その関係が最終的に崩壊したのは戦後の高度経済成長期においてであった」[25]という先の渡辺の指摘をふまえれば、「都会附属の菜園」となった近代のこの地域でも、おそらくこれまで以上に膨大な肥料が必要になり、相変わらず糞尿は肥料として用いられていたと考えられる。

†都市のまなざしと嘲笑

しかし、その一方で注目しておきたいのは、この時期に都市部では屎尿処理が始まったということである。[26]畑にまく「糞」から、米のしかばねである「屎」へと、ウンコの価値は変化し始めたとも言い換えることができる。ウンコは売買する「商品」ではなく、お金を出して処理してもらう「廃棄物」へと変化していくのが近代という時代であった。とりわけ東京市、大阪市、名古屋市などの大都市で、そのような動向がみられ、ウンコと社会の関係は大きく変わりつつあった。
たとえば、次の詩にはこうした変化の中で生じた、人びとの心の変化、つまり、ウンコに対する認識の変化が描かれている。東京近郊、埼玉県入間郡富士見村（現・富士見市）の農村で土を耕す青年、渋谷定輔の詩である。長文になるが、全文を紹介したい。

「沈黙の憤怒[27]」

朝はまだ残月のあるうちから
晩は手もとの見えるまでは野良で
からだの骨々がへし折れそうに働いてきて
夜は二里ほどもある停車場へ糞尿《ため》ひきにいくおれだ
（その途中町を通る）
サクラの散ったあとには

たまらなく気持ちのいい色の若葉が
街燈に照らされて
キラ　キラ　キラ　キラ
もれこぼれそうに生い茂っているのさ

バカなおれたち百姓に
安く仕入れた肥料《こやし》やいろんな日用品を高く売ってだ
おれたちが作ったものは
こけまかせに安く買ってだ
もうけてもうけぬいてる町の人らは
それこそのんきそうに若葉の下をブラついているのだ！

若い夫婦が　男が　女が
いく組も　いく組も　いく組も
甘ったるい　なまめかしい　くすぐったい

話をしながら笑いあいながら……
おれはそのなかを牛をひいていく
のろのろの牛を　落ちつききった牛を―
と　ほろ酔い気分の一群の男女が
―おいおい　百姓ッぺえ
気をつけてぼくらの足をひかぬように
ちゃんと左側を通れよ
―コケっぽな奴だねきみ　百姓なんて！
夜こんなにおそくなって糞尿なんかひきにいくんだからよ
ねえおまえ―
―え　ほんとですわ
―よっぽどほかのことができないものでなくてはやれないね
あんなこと……
―そう
　まったくぼくらのようなものには

――え　実際こけっぽだわねえ
もしわたしたちやあんたらが一時間もあんなことしたら
キット死んでしまいましょうね
――ああ
ぼくらは第一人間がちがうんだから
――アッハハハハ……
……
こんなかぎりない嘲罵と冷笑を浴びながら
内部にさか巻く熱い血汐と
魂の憤怒とをじっとこらえて
夜十時過ぎに停車場へ糞尿をひきにいく
おれは純粋の土百姓小作人
青年牛方　渋谷定輔だ！

（傍線は引用者付記）

この詩の中で「糞尿」と「肥料」は同義ではなく、別々のものとして認識されている。

つまり、都市の肥料商が売買する販売肥料（農家にとっては購入肥料）を「肥料」とし、自分たちが町へ汲みにいく自給肥料である下肥を「糞尿」として区別しているのである。

とはいえ糞尿は確かにまだ農業に用いられている。だが、そこには都市と農村の明確なコントラストが見える。それは糞尿とそれを運搬する人を嘲笑する都市からのまなざしであり、それに対する憤怒と自嘲を内に抱えながら田畑を耕す農村からのまなざしの複雑な交差として表現されている。

†他人事への転換

この詩には、間違いなく日々糞尿をし、農村で生産されている作物を食べているはずの町の男女が、本来「自分事」であるはずの糞尿の運搬とその担い手を、まるで「他人事」のように嘲笑するという構図が垣間見える。町の男女からすれば、ウンコは「糞」ではなく、汚れて無用な「屎」でしかなかった。誤解を恐れずにいえば、これは「土」から離れ、自分たちで作物を生産せず、もっぱら消費する人びとが増えた社会の到来を背景とする、ウンコと人間と社会の関係史における構造的変化の一端なのではないだろうか。

この頃、屎尿の汲み取りを職業とする人のことを一般的に「汚穢《おわい》屋」、それを運ぶ列車を「汚穢列車」と呼ぶようになった。この名称には、近世の「下掃除人」よりも、侮蔑的なニュアンスが含まれているような印象がある。このことと、前出の詩の中で百姓を嘲笑する都市の人びとの態度には何か共通したものが感じられる。それは「都市のまなざし」からウンコを「他人事」として認識しようとする姿勢であるように思われるのである。

近代において、都市近郊農村が下肥技術の向上に努める一方で、都市屎尿の商品化が消滅するという、一見すると矛盾する二つの方向性は、一つの地域の中での「下肥」利用と「屎尿」処理のせめぎあいという形で表出し始めていた。こうした事態が起こる大前提として、近代には都市への急激な人口流入、とりわけ食料を自給することのない都市消費者の大規模な増加があったことを無視することはできないだろう。下肥として土に還す許容範囲をはるかに上回る屎尿はもはや厄介な汚物に過ぎず、その市場価値は急落した。ウンコが「商品」から「廃棄物」へと転換し始めた背景には、この時代の急激な都市化を進めた人間自身の行動や選択、産業構造や人口構造の大きな転換があったことに留意しておきたい。

では、そうした社会の変化の中で、ウンコが「自分事」から「他人事」へと転換する局面は、具体的にはどのように生じたのだろうか。次にそのことについて考えてみたい。

第五章　都市でウンコが「汚物」になる——産業革命と大量排泄の時代

†大量排泄の時代

私は前著『胃袋の近代』の中で、今から約一〇〇年前の日本を、「大量消費と大量生産が始まった時代」であると説明した。近代は、急速な人口増加、都市の拡大や工場の増大を背景として「労働者」が誕生し、自給的基盤を持たない胃袋が急激に増加した結果、その胃袋を満たす食料の大量生産と大量流通のシステムが整えられた時代であった。だが今思えば、この説明は重要な局面を見落としている。

それは、近代は「大量排泄の時代」でもある、という局面である。

大量の胃袋が都市や工場に流入し、その集中が起こったことを考えれば、それは同時に大量の屎尿が都市や工場地域に集積することを意味していた。そしてその量はもはや、農

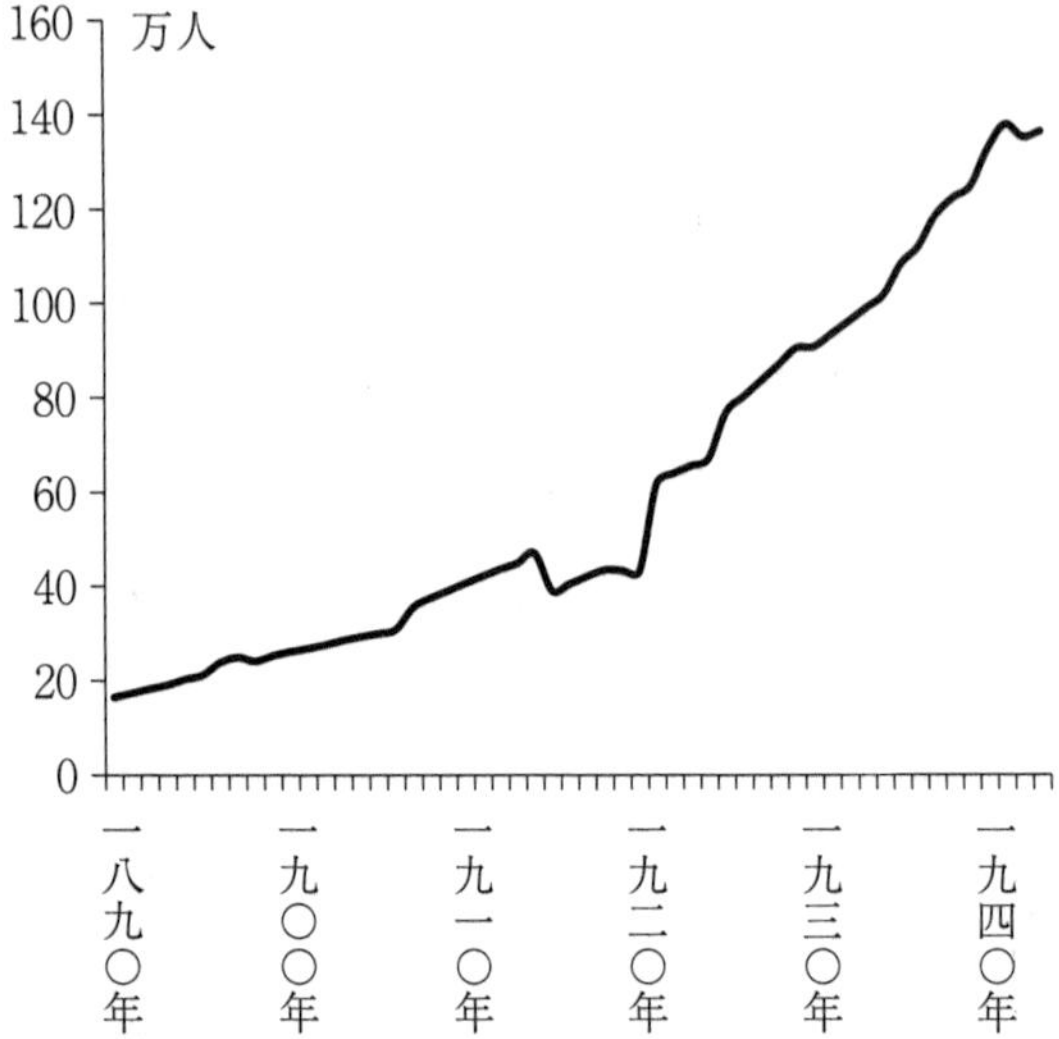

図5－1　大正期から昭和初期の名古屋市の人口推移
出典：名古屋市オープンデータ「市制施行以来の世帯数と人口の推移」の一部により作成

地に還元できる量をはるかに凌駕し、都市ではその処理が大きな社会問題になり始めていたのである。都市に滞留し、日々増加し続ける屎尿は、コレラや赤痢などの温床として問題視されるようにもなった。

愛知県の都市化

前章で紹介した二〇世紀初頭の愛知県は、「輸送機関ノ施設亦甚タ発達セルカ故ニ、逐年戸数ノ増加ト共ニ殖産興業ノ途、倍々発展ノ傾向ヲ呈スルニ至レリ」という状況にあり[1]、とくに工業の勃興が著しかった。総生産額は一九一二年を一とすると、一九一六年に一・五、一九二三年に四・〇、一九二八年に四・七と増加している。内訳をみると、農業の割合が縮小し、工業の割合が拡大している。とりわけ工業の割合は、六二・二%から八一・二%と急激に増加しており、愛知県の産業が、工業へと重点を移していく様子がみてとれる。

この時期に人口と都市域はどのように推移したのであろうか。以下では愛知県の中でも最も人口増加が著しかった名古屋市を事例にみていくことにしたい。

図5-1から名古屋市の人口の推移をみると、大正期から昭和初期にかけて、急速に人口が増加していることがわかる。とりわけ一九二〇年以降の増加が著しく、一〇年ごとに常に約二〇万人の増加がみられる。いうまでもなく、この人口増加は名古屋市の都市域の拡大と関係していた。一九〇〇(明治三三)年にはすでに鉄道が敷設されているが、一九二三(大正一二)年にはさらに都市域を取り囲むように新たな鉄道が敷設され、一九三五(昭和一〇)年になると、鉄道の外側にも都市域が拡大した(図5-2)。

†社会問題になるウンコ――伝染病の流行と不潔の排除

名古屋市が急速に都市として発展するにつれて、都市の公害・環境問題がこの時期に県

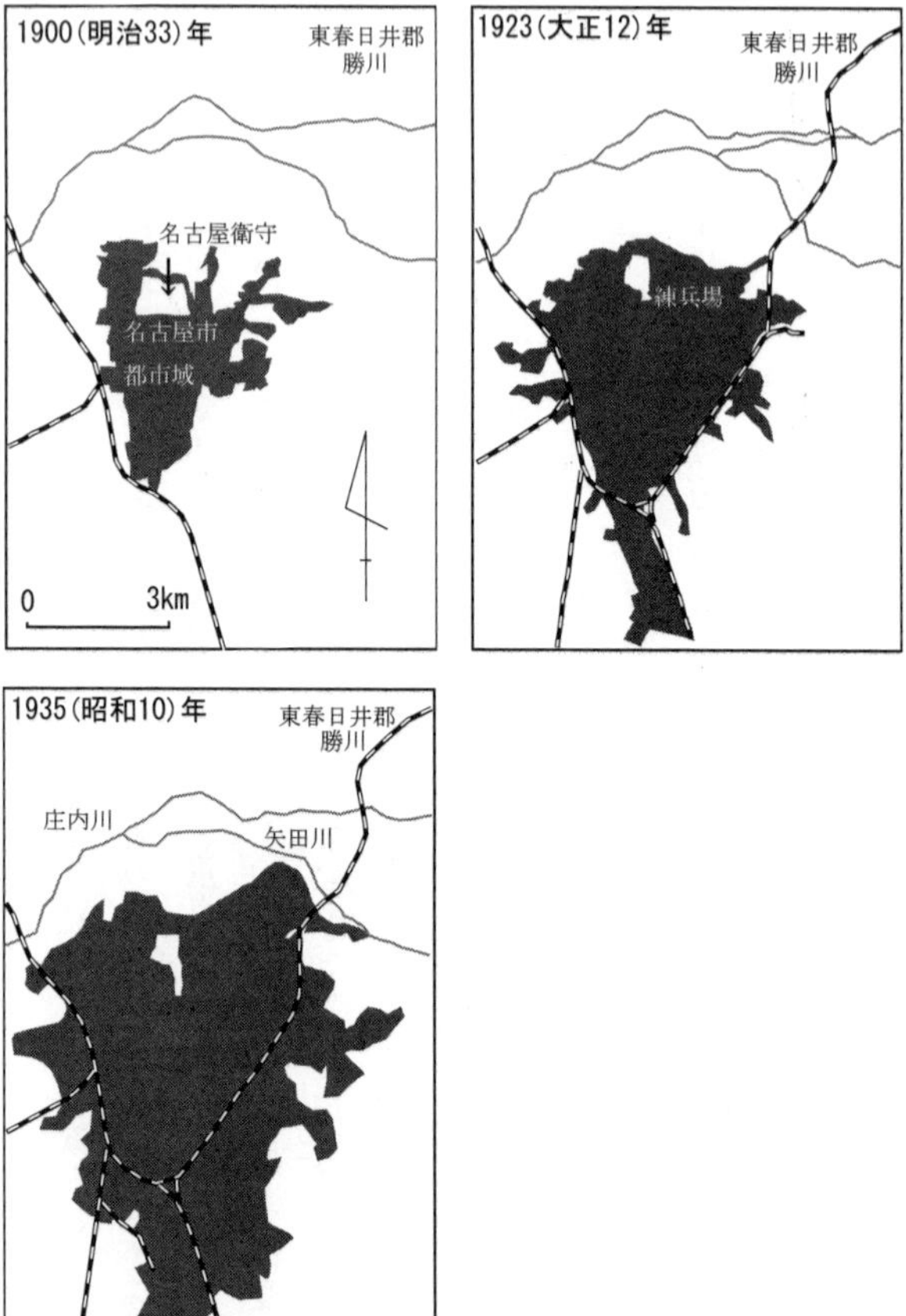

図５－２　名古屋市を中心とした都市域の拡大（明治末期から昭和初期）

出典：５万分の１地形図「名古屋北部」（明治25年、大正12年、昭和10年発行）、「名古屋南部」（明治33年、大正12年、昭和10年発行）により作成

市民の関心を集めるようになった。愛知県では一八八七（明治二〇）年六月二四日に「衛生組合準則」が成立している。衛生組合は公衆衛生の普及や改善を目的とする公共組合の一つで、一八九七（明治三〇）年頃からは伝染病予防法とも深く関わりながら展開した。愛知県の場合、この規則によって取り締まるべき対象とされたものに、人家、劇場、牧畜場、屠獣場、魚市場と合わせて、「溝集下水」と「厠圊芥溜《しせいごみため》」が含まれ、ここに「厠」が明記された。[2]

翌年には県が「悪疫予防の件」という文章を出し、「虎列拉《コレラ》」などの伝染病に対して、「疎遠ナル者ハ感覚ヲ動カスコト極メテ微弱ナル」ため、「宿毒ノ予防撲滅」の注意喚起を呼び掛けている。[3] 具体的には、家や衣服を「清潔」にして、飲食を節し、過労を慎むことを求めている。コレラという病名は、その激しい症状を、一日に千里を走るとされた「虎」のイメージになぞらえて受け止められ、「虎」という漢字によって表記された。そのイメージは当時の「コレラ絵図」にも表現されている（図5-3）。

愛知県の動きに先んじて、大阪などでは一八八〇年代以降、コレラをはじめとする伝染病の流行への対応として衛生組合の設置が始まり、これが内務省衛生局に採用されて全国に普及した。一八八三（明治一六）年に大阪の衛生組合は、町内ごとに一〇〜三〇戸を一

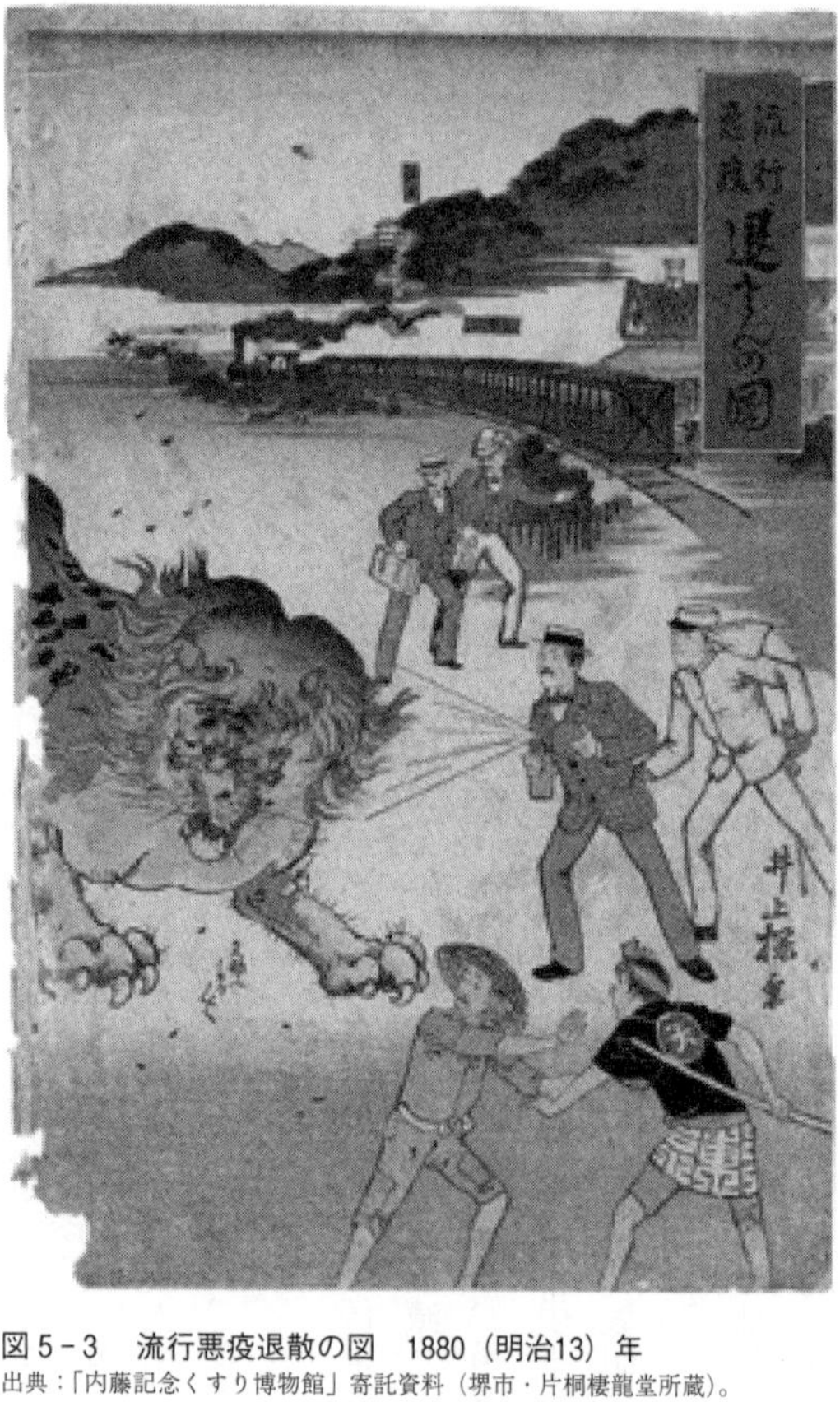

図5－3　流行悪疫退散の図　1880（明治13）年
出典：「内藤記念くすり博物館」寄託資料（堺市・片桐棲龍堂所蔵）。

組として設置された。

しかし、たとえば都市内部の長屋などでは、屎尿や塵芥処理などの環境衛生に関わる事柄は専ら家主の責任であったため、個々に依頼している汲取人が同じ町内でも入り乱れており、実際には警察署などが取り締まることは到底できない状況だった。[4] 今日では税金によって公的な機関が関与する屎尿処理も、当時は「糞料」の利益を得る家主に任されるという慣行が続いていたのである。

加えて、市制町村制が実施される中で、徴兵や教育が全国的な制度として整えられたことに比べて、衛生や救貧は局地的な事柄として据え置かれ、とりわけ衛生は個人の摂生や養生に委ねられる状態が続くことになった。

こうした状況を問題視し、それを打開するために、衛生に関する専従の専門職員を採用しなければならないと主張したのは、一八八三（明治一六）年に愛知県の病院の医師から内務省衛生局に入った後藤新平である。[5] 後藤は後に衛生局長を務め、その在任中の一八九七（明治三〇）年に「伝染病予防法」を制定した。これによって、衛生組合は地主や家主が片手間に運営する名誉職制ではなく、独立した団体組織に改変されることになった。[6]

さらに、一八九九（明治三二）年一一月から翌年一月に神戸市と大阪市を中心に、ペストが流行したことを受けて、一九〇〇（明治三三）年三月に日本で最初の廃棄物に関する法律である「汚物掃除法」が制定された。この法律によって、私有地は所有者や使用者に、公有地は市に「汚物を掃除して清潔に保つこと」、市は「集めた汚物を処理する義務を負うこと」が定められた。これ以後、現在に至るまで、ゴミの収集業務は地方行政に委ねられることになった。

ペストの流行により日本で最初の伝染病流行地認定を受けた神戸では、汚物に屎尿を含めることを定めた。これによって、屎尿は次第に、衛生上の取締まり対象に含まれるようになっていったのである。

ただし、農業が重要な産業でもあった愛知県などではこの時点の「汚物」に屎尿は含まれていなかった。屎尿は肥料として利用されていた慣例に従って除外されていたからである。名古屋では、一九一二（明治四五）年頃までは屎尿汲み取りが農家と市内各戸との直接取引によって行われ、農家は屎尿に対する対価として野菜を提供していた。一九〇〇年に全国的に「汚物掃除法」が制定された時、名古屋市において屎尿は「汚物」には該当しないという考えが示されたことに注目しておきたい（表5-1）。

表５－１　屎尿処理に関する法律と政策

西暦	和暦	事柄
1900	明治33	「汚物掃除法」制定。ただし、屎尿は対象外。
1906	明治39	◆「汚物掃除法」施行に関する意見書を内務大臣に提出。
1910	明治43	４月、汚物掃除法の改正。これにより、屎尿は「土地ノ状況ニ依リ地方長官ニ於テ必要ト認メタル場合ニハ市ヲシテ処分セシムベシ」とされた。
		◆愛知県知事に屎尿市営処分の件を具申。
1911	明治44	◆市長は屎尿市営の市民および農民に及ぼす影響を回答。全市の屎尿処分を興農株式会社に請負わせ、市への寄付金を12万円と定める。
1912	明治45	◆全国に先駆けて屎尿処理の市営化が実現
		◆汲み取り作業員（近郊８町村の農家）のストライキ。
1913	大正２	◆全屎尿の３分の１を愛知県硫安肥料株式会社に処分させる契約をし、市への納付金を４万円と定める。
		◆硫安株式会社は硫安及び硫酸の製造を開始する。
1930	昭和５	汚物掃除法の改正。屎尿処理に対する行政介入の強化。屎尿も汚物に含まれると規定される。

出典：新修名古屋市史編集委員会編（2000）『新修名古屋市史　第6巻』名古屋市、133頁、姫田隼多（1915）『名古屋の屎尿市営』中京堂書店により作成
注：名古屋市に関わる事項に◆を付記した.

汲み取りのボイコット

しかし、人口の急激な増加によって、下肥として利用する以上の人糞尿が排出されるようになると、次第に旧来の慣行では立ち行かなくなってきた。名古屋周辺地域の農村（愛知郡、東春日井郡、西春日井郡、海東郡）は、「農事ノ改良進歩ヲ図リ富強ノ実ヲ挙クル」ことを目的として一八九三（明治二六）年一二月に「興農義会」を設立した。[7] 同会の具体的な活動は、汲み取りに関する規定を設け、汲み取り価格の安定化を求めて都市住民と交渉することであった。同年には「不浄米」[8]の値下げを求めて屎尿汲み取りのボイコットを起こしている。これは屎尿の過剰によって、

下肥の価格が低下し始めたことが背景にあった。このように、明治中期には屎尿の汲み取りをめぐって農村と都市の関係に変化が生じ始めていた。

しかしその後、さらなる人口増加とその排泄物の増加によって、農村に還元するだけでは屎尿を処理しきれなくなり、名古屋市はその方法を模索しなければならなかった。一九一〇（明治四三）年に「汚物掃除法」が改正され、屎尿の扱いが地方長官に委ねられると、名古屋市は屎尿処理の市営を具申し、一九一二（明治四五）年には全国に先駆けてそれを実現した。市営化とはつまり、屎尿処理に行政が積極的に関与するということである。

名古屋市がまず屎尿の汲み取りを依頼したのは、屎尿から硫安を精製して人造肥料を生産するために設立された「興農株式会社」[9]であった。この時、農家は進んで汲み取りに応じ、年間一人当たり六〇銭内外の汲み取り料を会社に支払い、会社は名古屋市に対して年間一二万円の寄付金を納入していた[10]。しかし、当初、汲み取りの時間を朝の八時までと市から規定されたことに対する反発から、一時ストライキが起こるなど、不穏な状況が続いた。そしてさらに人口が増加すると、大正二年四月に名古屋市は愛知県硫安肥料株式会社と契約を結び、全市屎尿の三分の一を同社で肥料に加工し、会社は年間四万円を納付することとなった。

†衛生問題の誕生と屎尿を「処理」するという発想

繰り返しになるが、都市が拡大し、人口が増えると、それと比例して屎尿が増加する。名古屋市ではいち早く、この増加する屎尿の処理に関する議論が始まっていた。一九一一（明治四四）年に名古屋市長は屎尿処理を市営化する理由を、第一に屎尿に関わる弊害、第二に都市衛生の目的を達するため、第三に市民の屎尿の処分権利は市にあることをあげている[11]。

屎尿に関わる弊害として、具体的に次の六点が挙げられている。

①農繁期（梅雨頃から秋）には汲み取りが滞り、降雨の場合など飲料水および邸内外を不潔にする

②農夫は肥料分のみ汲み取るため壺底の土石などは残留し、屎尿壺の周囲を掃除しないため不潔である

③農夫が使用する屎尿容器が粗造であるため臭気が発散し、交通頻繁の場所を運搬するために衛生上危害を醸す。また、風俗上も甚だ不都合である

④屎尿容器に蔬菜類を入れ運搬する悪弊がある
⑤屎尿に伝染病毒潜伏の恐れがある
⑥当地方は比較的腸寄生虫病患者が多く、それは屎尿を直接肥料に施した野菜より伝播する

いずれも都市住民という立場からの指摘で、農夫や農業への批判めいた文言が並んでいる。前章で紹介した渋谷定輔の詩「沈黙の憤怒」に登場する、都市住民から投げかけられる嘲笑や嫌悪とも似たニュアンスである。しかし、よく考えてみると、これらの問題は農民たちの怠惰や不手際から生じるものというよりも、農村の需要に対して、あまりにも増加しすぎた都市住民の屎尿総量との不均衡から生じた問題にほかならなかった。

†都市住民の言い分

一九一五(大正四)年に刊行された『名古屋の屎尿市営』の著者である姫田隼多はさらに詳しく、市営化の理由を次のように述べている(傍線部は引用者付記)。

①農民と市民との随意契約をしていた当時、適当の時に汲み取りをしてくれない。田植えや稲刈りの時はなおさらである
②農民は運搬に都合のよい農村に近い郊外地を優先して汲み取る傾向があるため、汲み取りの不均衡が生じる
③農民は肥料成分に富む上流社会の屎尿汲み取りを好む
④従来市民は農民から農産物等の報酬を受けていた。一人につき一か年糯米平均六升（一円二〇銭）。屎尿多量に停滞したときには市民が多少の手数料を払う転倒あり
⑤農民による合同の汲み取り休止、風水害、虫害のため料金引き下げ願いがなされ、市民と対立している
⑥市内に病気流行の時には汲み取りを拒否する
⑦屎尿市営により公衆衛生としての役割を果たす。取扱人服装も一定にできる
⑧汚物を掃除し、廃物を利用し、都市の財源とする
⑨名古屋市に総予算八〇〇余万円の巨費を投じる下水道布設と合わせて屎尿市営の予算確保が可能となる
⑩名古屋市の人口三〇万、一人六合の屎尿を排泄すれば、一年に二石の屎尿を得る。一

人五〇銭とすれば一年間市民の屎尿は一五円に達する。したがって農民ではなく市に処理を任せればよい

このように、明治末頃から都市における屎尿問題は深刻になり、従来の方法や慣習ではもはや立ち行かなくなっていた。また、「衛生上」、「公衆衛生」という言葉で、これまでの習慣が「悪癖」と説明されるようにもなった。

そして、屎尿を処理したうえで肥料として利用することができれば、市の財源が生み出されるとする目論見によって、名古屋市では屎尿処理の市営化が進められることになったのである。

†市の財源としての屎尿処理

東京市、大阪市、名古屋市などの大都市では、一九〇〇年代から上下水道事業の財源を確保するために、屎尿処理を市営化する必要性が高まっていた。とくに名古屋市では、公衆衛生上の必要性というよりも、まずは財政上の必要性から屎尿処理の市営化を推進したといわれている。[12]

大正期に入ると、名古屋市は将来の屎尿過剰を憂慮し、一九一四（大正三）年九月に屎尿化工場建設の認可を受け、一万七五八三円七八銭の経費で海面埋め立て護岸築造および建設工事を始めた。敷地は南区稲永新田西突堤地先の六反六畝二〇歩であった。

この工場は、「鴨浦工場」と名づけられた。まず一九一七（大正六）年五月以降、日本人造肥料株式会社（本社は東京府南葛飾郡吾嬬町：当時）に賃貸料年間五〇〇〇円の契約で五年間貸与した。同社は一九一八（大正七）年四月一日より興農株式会社の汲み取り区域から、一日二〇〇石の屎尿を譲り受け、愛知県肥料購買合資会社より尿のみ一日一〇〇石の供給を受け、硫安を製造することになった。

しかし、事業は難航し、多大な損失を出し、翌一九一九（大正八）年七月三一日で契約を解除するとともに、製造を中止した。その主な原因は、硫安工場から発生する悪臭に対する苦情と、技術革新による硫安価格の下落であった[13]。同社はその後、日本舎密大阪化学肥料株式会社と合併し、日本化学肥料株式会社と改称した[14]。

†屎尿処理を市営にするということ[15]

名古屋市衛生課の調査によれば、一九二一（大正一〇）年七月現在において、全市一日の排泄量は二五〇〇石（約七〇万リットル）、処理しきれない過剰屎尿は約五五〇石（約一五万リットル）にのぼった。[16]

また、都市化によってそれまで田畑であった土地が宅地や工場地に転用されると、農村は都市のより外縁部に位置するようになった。都市が拡大すればするほど輸送費がかさむため、屎尿が都市内部に滞留するようになり、その処理が大きな社会問題となっていた。それにもかかわらず、工場における屎尿処理は利益が生み出せず、挫折していた。

そこで名古屋市は再び日本化学肥料株式会社に対して屎尿の加工を命じたが、結局一九二一（大正一〇）年三月に契約は解除となった。名古屋市は再び興農株式会社と愛知県肥料購買合資会社に「一日二〇〇石以上加工すること」、「加工によって生じる利益の二分の一を市に納付すること」、「もし損失を被った場合には、その二分の一を市が補給すること」を条件として、鴨浦工場を無料貸与することとした。

しかし、その四ヶ月後の七月に名古屋市は両会社との契約を解除し、過剰屎尿の直営案を可決した。両会社もやはり、加工作業の過程で負債を抱えることになったからである。屎尿の需給関係が日に日に著しく円滑を欠き、過剰屎尿はすでに六〇〇〇石にのぼっていた。

近代日本の屎尿処理問題を都市と農村の関係から論じている星野高徳によれば、農村における衛生意識の高まりは、一九一八（大正七）年に内務省が実施した「農村保健衛生調査」による影響が大きいという。[17] 調査の中では、寄生虫病、腸チフス、赤痢が農村で流行していることが強調されている。これらは屎尿を媒介して伝染するものとして注意喚起された。たとえば愛知県が編纂した『赤痢病流行記事　大正三年』には、「発生の主因及病源ト認ムベキモノ」として「保菌者ノ排泄物」とはっきり記されている。[18]

こうした政策を反映して、『公衆衛生』という雑誌の記事には次のように記されている。

欧州大戦後の好景気時代以降、労働力の暴騰につれ、金肥を以て人糞肥料に代ふるの非常に有利であり、且つ清潔でもあると云ふことが良く農村民に理解さるるに至り、屎尿の汲取人漸く少なく、況んや代償を支払ひてまでも之を引取らんとするものは絶無となつた。[19]

下肥の利用がこの時期に絶無になったとは言い難いとは思うが、ここでは金肥（購入肥料）の方が「清潔」であるという言説が含まれていることに注目しておきたい。つまり、「公衆衛生」という立場から見れば、下肥は「不潔」と認識されていることになるのである。

都市化と伝染病の流行が相まった時代状況の中で、ウンコはいよいよ「汚物」として、人びとに広く認識され始めた。昭和初期に大阪市衛生研究所は、下肥を施された野菜を「汚染野菜」と称し、人糞尿を肥料として用いないことと、汚染水によって洗浄しないことによって伝染病を解決することができるという見解を発表した。[20]

†糞壺の反乱

第六回芥川賞を受賞した火野葦平の『糞尿譚』は、近代化の中で揺れ動く、農民と糞尿と社会の関係を、微妙な心理描写を含めて書いた短編小説である。豪農小森家の没落の中で、当主の彦太郎は儲かる仕事として目をつけた「糞尿汲取業」を始める。その様子が次のように描写されている。

従来は百姓達が馬車を曳いて市の方に出て行き、市内糞尿の汲取りをして居たが、自分達に肥料の必要でない時には中止する。市内に何人か居る商売人も全部馬車か牛車であって能率は捗々しくない。彼は桶《たご》及び二十荷を積めるトラックを一台購入した。汲取賃、肥料として農村へ売り捌く収益とを合算し、近代的方法に依って市民の大半を得意に取り得るは必定であって、必要諸経費を差引いても、相当の剰余金のあることは確実である。彼は意気揚々として、周囲の冷笑の中に開業した。[21]

しかし、一〇年取り組んでも様々な事情で事業は好転しなかった。そのような中、彦太郎は市の指定事業者「衛生舎」として認可され、市からの請負賃を収入の頼りにするようになった。だが、やがて糞尿汲取業が「市営」になってしまい、彦太郎は窮地に立たされてしまうのである。

やり場のない怒りの噴出を「糞壺」を使って表現するクライマックスは、小説というフィクションでありながら、近代という時代のはざまで揺れ動く、糞尿汲取業をめぐる農民、汲取業者、政治家、それを取り巻いて嘲笑する人びとの複雑な関係と心情をくっきりと浮かび上がらせている。そこには、歴史史料だけでは知りえない生々しいリアリティが感じられる。また、『屎尿譚』ではなく『糞尿譚』にしたことにも、農民からみた近代の社会変化を描こうとした著者の意図が含まれているようにも思われる。

この小説の舞台は火野の故郷、福岡県北九州市若松であるが、糞尿汲取業の問題は、全国各地で同様に生じていた。そのため、この時期の日本にはたくさんの「彦太郎」がいて、『糞尿譚』の顚末は、時代を象徴するものとして読まれたのではないだろうか。

†循環経済の構造転換

このように同時代に進行し、拮抗してきた「下肥」利用と「屎尿」処理の展開は、循環経済の構造転換の最初の兆しでもあった。

名古屋市による屎尿処理の市営化は一九二一（大正一〇）年に挫折した。ここに至って、名古屋市は屎尿を加工して硫安を生産し、そこから得た利益を都市基盤整備の財源にするという当初の計画を見直さざるをえなくなった。そこで名古屋市は、一九二二年には処理の一部を市の直営とし、翌一九二二年には一部を付近の農村と無償汲み取り契約締結のうえで汲み取らせ、残りを市の直営人夫によって汲み取らせることとした[22]。要するに、下水道や水洗便所の普及は急速には進まず、むしろ農村還元処分を改善し、増加させることで、都市衛生問題の緩和と近郊農業の発展が図られたのである。

名古屋近郊に位置する東春日井郡農会は先述した興農会社[23]として、名古屋市と下肥利用と屎尿処理をめぐって関わってきた。『東春日井郡農会史』には、これまでの経緯が次のようにまとめられている。

晩近名古屋市の発展膨張に伴ひ、逐年人口は増加し、従て市民の排泄せる屎尿の処分は該市に於て頗る困難とせる問題にして、市当局は由来此問題に就き、対策上常に考慮研究しつゝありしが、大正八年以来屎尿汲取処分の円滑を欠くに至りたるを以て、同十月十一月市は特殊会社と之れが汲取契約をなすの外特に多大の経費を投じて市内一部に直接人夫を使役して汲取をなさしめ来りたるも、尚ほ一部は付近農村と契約し、無償汲取をなさしめんとし農民の之れが汲取を奨励し、廃物利用上農家の肥料補足に供せしむるの手段を講じ、大正十年以来、極力隣接郡農会又は町村農会に対し之れが汲取契約希望者を募ること、なりしが、翌十一年に至り特殊会社との契約を解除し、市直営汲取の外、農民汲取の希望を齎し本郡農会に対し之れが取纏方に付照会ありしを以て、同年二月二日本部農会事務所に於て各町村農会専任幹事並に各町村当業者各大字一名宛の代表者を召集し、名古屋市屎尿無償汲取に関し、該市吏員出席の下に協議会を開催したりし[24]

（後略）

ここに至って、屎尿の汲み取りは「無償」となり、汲取契約の希望申し込みは「名古屋市役所衛生課」宛て、契約相手は名古屋市長として、農会でとりまとめて申請することになった。契約方法は「(イ) 屎尿汲取の契約は、郡農会、市町村農会若くは其他団体に限り締結するものとす」、「(ロ) 汲取契約区域は現在本市と契約中に係る興農株式会社、愛知肥料購買合資会社、名古屋肥料会社区域をも包含するものとす。従て是等の会社区域を本市と直接契約する場合は会社と市との契約は同時に解除せらるべきものと見做し可然」、「(ハ) 希望数量は郡農会を経て提出するものとす」[25]と定められた。

東春日井郡農会は、まさにこの頃、郡内での購入肥料増加による農家経営の逼迫を憂慮していた。したがって、屎尿の無償汲み取りが可能となり、自給肥料として「下肥」を得ることができるこの契約は農会にとっても重要であった。

†下肥利用と屎尿処理の併存

しかし、農村の無償汲み取り割合は次第に減少し、屎尿処理に必要な市費がますます増加した。その節減のために、一九二八(昭和三)年以降は、直営汲み取り制度を再び請負制度にあらため、汲み取った屎尿はすべて市が処分することになった。この時、名古屋市の人口は八六万六〇〇〇人になっていた。[26]

このように汲み取り制度の改正が重ねられたものの、根本的解決には至らなかった。そこで行政関与の強化が必要となり、一九三〇（昭和五）年の汚物掃除法の改正によって、愛知県ではそれまで汚物から除外されていた屎尿もついに「汚物」に含まれるようになったのである。これは名古屋市だけでなく、日本の各都市でも、同様に生じていた問題であった。

そのため、下水処分による科学的方法が検討され、一九三〇（昭和五）年には堀留、熱田に処理場が設置され、一九三三（昭和八）年には露橋、一九三五（昭和一〇）年には熱田下水処理場が完成した。以後、屎尿処理は徐々に下水道行政に組み込まれていくことになる。

それでもなお、一部は下肥として農村へ還元され続けた。この時点で名古屋市の人糞尿は、農会その他の団体と契約によって汲み取らせたものが直接農地へ還元されるもの、市直営で汲み取ったものが貯留場を通じて農家に無償配布されるもの、それに加えて下水処理法によるものは屎尿船により愛知県、三重県下の沿岸農村に供給されるものの三つの経路を持つに至った。都市で生じた衛生問題、環境問題が叫ばれながらも、それを十分解決できる規模と技術水準の屎尿処理設備はこの時点ではまだなく、それを補ったのは、近世以来の組織的な下肥利用とその技術であったということになる。

そして、一九三〇年代は昭和恐慌を経て、国の昭和農業恐慌政策として展開した経済更生運動のなかで自給肥料がますます奨励され、「人糞尿は自給肥料中極めて重要なもの」[27]とされた。一九三四(昭和九)年の愛知県の肥料消費は、購入肥料一三一七万円で全国一位であった。それに対して自給肥料は一二三五万円であった。割合でみれば、購入肥料が五二%、自給肥料が四八%であり、これをいずれは三五%と六五%にすることが目標として定められた。一九三〇年代後半になると、大阪市でも下水処理場の運転開始よりも、農村還元処分の改善を重視するようになっている。[28]

第二次世界大戦後には肥料不足と肥料高騰のため、屎尿は再び有価物となり、ほとんどが近郊農村へ配給され、肥料としての役割を果たし続けた。下肥利用と屎尿処理が併存するこの構造が根本的にみられなくなるには、第二次世界大戦後の高度経済成長期を待たなければならなかったのである。

第六章　消失するウンコの価値——地域固有の清掃行政と戦後下水道物語

†反戦漫画にウンコを描く

本章では、近代から現代へと時代を進め、戦中戦後を経て、高度経済成長期に向かう社会の変化とウンコの価値について考えてみたい。

一九七四（昭和四九）年に手塚治虫が描いた戦争漫画「紙の砦」には、戦下の軍需工場での便所の描写がある。漫画家を夢見る主人公は、多くの人に自分の漫画を読んでもらいたくて、排便のためにしゃがんだ時の目の位置、便所の壁に作品を貼る。すると、便所に入った誰もが漫画を読んでくれるようになったが、当時は物がない時代で便所の紙は持参しなければならなかったため、時にそれを尻ぬぐいに使われてしまい憤慨するというユーモラスな内容である。

また水木しげるが自身の戦争体験を描いた『水木しげるのラバウル戦記』には、兵士たちの糞を肥料として畑に入れようとする場面が、次のように書き留められている。

マラリアは一応治ったことになり、このころから朝から作業である。片手で曹長と一緒に、桶の中に便所の糞を入れて、山の上の畑に持っていく係だった。

戦地だから便利なものはない。板ギレを使って、桶に糞を入れるわけだが、キャッキャッとインディアンのような声をあげながら作業していた。それは声を出さねばならぬほど固く、粘っこいからだ。ボヤボヤしていると手がつけられなくなるから、板ギレをキャッと入れて、キャッと引き抜き、キャッと桶に入れなければいけない。

乾燥しきった畑に糞を肥すのも同様で、大地に叩きつけながら同時に引く。なまやさしいことでは糞は板から離れてくれない。[1]

都会で働くサラリーマンが転勤で、島全体が糞に覆われ、糞が唯一の資源であり神であると崇められている島に行き、そこで「便所という文明」を導入しようとするが……、という物語を描いた「糞神島」[2]は、水木が太平洋戦争中に過ごした激戦地ラバウルでの生活に着想を得たといわれる風刺漫画である。3 これは、ラバウルで原住民の赤ん坊がどこでもウンコをし、それを豚が食べてしまうという場面を目にした水木が、そのおおらかな暮らしに共感を寄せて描いた作品といわれている。[4]ラバウルの暮らしの中の赤ん坊と糞に関する、水木自身の説明を引用しよう。

土人部落の土には草が生えておらず、踏み固めるせいか、柔かいアスファルトのようになっており、子供は裸で朝からそのアスファルトの上を這いずり回っている。しかし、どうしたわけか、泥はあまりつかない。這いずり回って砂のついた手を赤ん坊がなめても、親たちは気にしない。

ぼくが土人部落で最も心配したのはペケペケ（糞）についてだった。なにしろ、ブタ、ニワトリ、赤ん坊が、そこら中に自由にペケペケをするのだ。

ある日、赤ん坊がペケペケをしていた。さては赤ん坊がまた食べるのではないかとみていると、どこから現れるのかブタが出てきてペケペケをきれいに食べたうえに、赤ん坊の尻までなめてくれる。時にはブタと犬がペケペケを奪い合うこともしばしばだった。

この赤ん坊は元気がよくてじっとしていないので、あわてふためいてスケッチしたわけだが、とても元気でかわいい赤ん坊だった。[5]

この文章で「土人」という言葉を用いているのは、「土に生きる人びと」に対する尊敬の念を表すためであって、蔑《さげす》む気持ちは全くないと水木自身が説明していることは重要である。この「土に生きる人びと」とウンコとのおおらかな関係と、高度経済成長を遂げ、土がアスファルトで覆われた戦後日本の都市生活との対比が「糞神島」のモチーフとなっている。

生きている証として、私たちはウンコをする。戦争中でも、どんなに飢餓状態でもそれは止むことはない。しかしながら、その記録は積極的には残されることはほとんどなかった。[6] そうした中で、前出の二人の漫画家は、戦争漫画の中に、便所やウンコをおそらく意識的に描きこんだ。どちらも「生きる」ことを、誰もが経験する行為から捉えなおし、描き尽くし、強い反戦のメッセージを読者に届け続けた漫画家である。

†沖縄女生徒の語り

戦下のウンコの記録が極端に少ない中で、沖縄女生徒の語りを作家曽野綾子が編んだ記録がある。次に示す彼女たちの語りもやはり「生きる」ことと真正面から向き合っているように思える。

第二外科に配属されていた宮城菊子は、重症患者のいた二十号壕にいたが、わざと暗くしてある壕内の狭い通路をどんなにこっそり歩こうとしても、「便器願います」「器」「水を!」と声がかかるのが辛かった。便器は、大便用も小便用も用意してある。もっとも小水用の方が使用される度数が多いので、缶詰の空缶が使われていた。男性の裸体などまともに見たこともない娘たちである。それが「おしっこさせてください」と両手のない兵隊にいわれれば、初めて男性の体に手を触れなければならない。それは初めは悲しみであった。感謝されると、それは喜びと自信に代わり、もっと忙しくなると、全く何も感じないように機械的になった。ただ、宮城菊子は、いつも小水が溜る間、空缶を手に持ちながら、人間の小水というのは何て熱いんだろう、と驚くのであった。

取った大小便は、入り口近くに置いた漬物用の樽にあける。一ぱいになれば、女手では持ち扱いかねるほどの重さになった。早めに捨てようと思っても、見張りや攻撃用の飛行機の切れ間はなかなか来ないから、つい口すれすれまで溜ってしまう。すると入り口近くにいる何も働かない軍医は、さも不愉快そうに「何だ、こんな臭いもの、早く捨てて来い」とどなりつけた。

第二十四師団第二野戦病院に所属していた遠藤幸三軍医中尉は、当時小城の分院壕にいたが患者用のトタンで作った便器の底には、米軍の宣伝ビラを敷かせていた。これは後の処理にまことに便利であった。彼は産婦人科医だったが、アメリカと戦争しながら、アメリカ文化の恩恵を受けることの皮肉を感じていた。こんな立派な洋紙は、当時の日本ではお目にかかれなかったのだ。（中略）

小城の壕を出て塹壕の中を身をこごめて走り抜けると、その先に、便所があった。穴を掘って板を渡しただけのもので、底には、糞便が山のようになっている。遠藤はその底に、ある日、微かに赤く染まったものを見たのだった。改めて考えたこともなかったが、婦人科の立場からみて、この栄養の悪さと異常な緊張状態の中で、遠藤は彼女たちの健やかな若さを思った。そのような豊かさを呪わねばならぬこの日々に悲しみを感じた。[7]

†戦後沖縄収容所の共同トイレとドラム缶

戦争が終わると、ウンコをめぐる規則が定められ、社会におけるウンコの位置づけは劇的に変わっていくことになる。まず沖縄を舞台として、戦後の変化を辿っていこう。
敗戦直後の沖縄で、米軍は知念、コザ、前原、田井等、漢那、宜野座など一二ヶ所に収容所を設置し、約三二万五〇〇〇人が収容された。そこでは、穴を掘っただけの仕切りのない便所で、数人がかがんで用を足す共同便所や、二、三十人がバラ線に沿って掘られた長さ三〇メートルくらいの溝にまたがって一列に並び、老若男女が入り交じって排泄をする風景が見られた[8]。そこには順番を待つ長い行列ができたという。

その後、米軍基地を建設するブルドーザーやトラックの燃料が入っていた使用済みのドラム缶を再利用した便壺が登場し、素掘りの便所から「近代便所」に改変された。このドラム缶に「近代」を感じたことを、当時の少年は後に、次のように語っている。

> 戦争が終わって九州の疎開先から引き揚げて来たとき、ドラム缶の汲み取り式便所が出現していることに、驚きと安堵を感じたことを覚えている。当時、多感な十四歳の少年の私にとって、「豚のフール」は沖縄の後進性の象徴であり、文化的屈辱の種であった。そして、フールを平然と使い、少しも「弊風」を改めようとしない大人たちに腹立

たしい思いがしていた。そのフールがアメリカさんのお蔭で島から追放されたのである。アメリカは、私にとって原始から文明への飛躍を意味した。[9]

†沖縄のフールの歴史とその排除

ここに登場するフールとは、「豚便所」のことである。

戦前の沖縄では、石積みの便所と豚小屋が一緒になったフールがごく普通にどこでも見られた。人間のウンコは豚の飼料になっていたのである。沖縄では、この豚を食用とするだけでなく、豚の糞尿を敷き藁と一緒に発酵させて有機肥料とし、作物を育て、それを食用とするという循環が成り立っていた。鶴藤鹿忠の『琉球地方の民家』によれば、「琉球列島のほとんどの島で、豚舎と厠は同義語であるように、豚舎の端が厠となっていて、豚舎との境、石造り床に長方形の小さい穴を開けて厠とし、この穴に豚舎側から横穴をつけて豚が頭を突っ込んで人糞を食べるようにしていた」とある。

井波盛誠の『琉球動物史』によれば、沖縄では一四世紀末に中国から豚の肉食文化が伝わり養豚が始まったとされる。中国ではすでに豚便所が存在しており、それが豚と一緒に沖縄に伝わったと考えられている。「家」という漢字の語源を辿ると、屋根があって、人

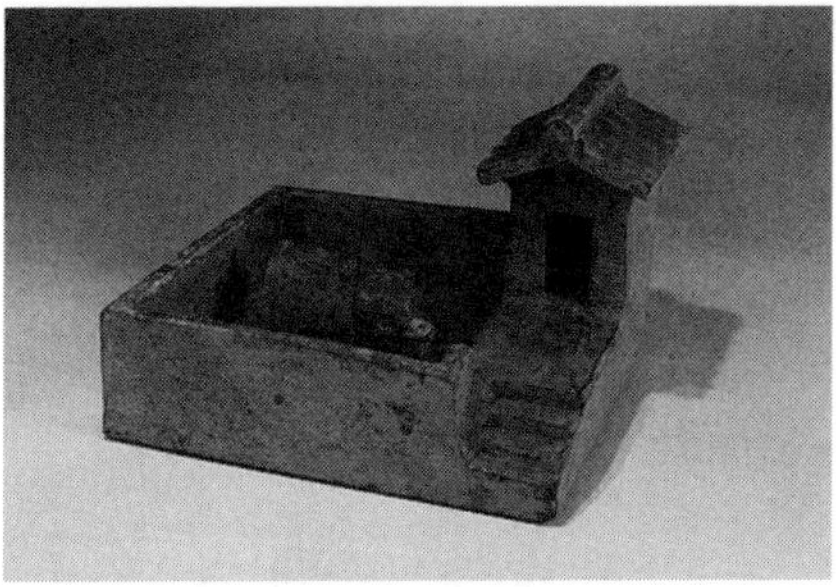

図6－1　中国・漢時代の明器にみるフール
出典：早稲田大学會津八一記念博物館所蔵。

間が住む下に「豚」が居るという意味が込められていることからも納得がいく。

　中国の漢の時代にはこの風習が存在していたことを証明する資料が、早稲田大学の會津八一記念博物館に所蔵されている。漢時代の明器「豚舎」である。これは死後も豚肉とトイレに不自由しないようにと、死者の副葬品として墳墓に納められたもので、沖縄のフールの起源と考えられている（図6－1）。

　世界を見渡せば、豚便所は中国だけでなく、韓国の済州島にも存在していた。また前出の水木しげるが、パプアニューギニア諸島のラバウルで目にした人糞と豚との関わりも、この習慣に類似している。ネパールやブータンにも豚便所は存在している。

　一方、豚便所は人間と豚との間に共通する寄生虫や感染症が存在するため、公衆衛生上問題があると、戦前から問題視され、警察とその管轄下にあった家畜防疫員が農家を巡回し、豚舎改善指導を行ったという記録がある。[10] しかし、「人糞を食べさせていない豚には買い手がつかない」という理由から、フールが無くなることはなかった。また、フールにはたくさんの神々が宿っており、人びとの信仰の対象でもあった。

このように、戦前期の沖縄の人びとの暮らしの中でフールは重要な役割を果たし、また、本書でこれまで述べてきた糞尿を下肥として利用することもあったため、フールと下肥利用の二本立てで糞尿が利用されていたことになる。

そのフールが、アメリカによって追放されたとは、どういうことであろうか。沖縄市町村長会編『地方自治七周年記念誌』にまとめられた「保健・衛生」についての記述を参照すると、次のような経緯があったことがわかる。[11]

戦争が終わるとまず、米国海軍軍政府布令によって環境衛生行政を進める「沖縄における衛生機構」が設立された。これによって「地区衛生課」が新設され、トイレの改善指導が進められた。「トイレは人家・畜舎から離すこと」、「トイレは椅子式のアメリカ式に改めること」というのがその趣旨であった。アメリカの兵士の目に映ったフールは「不衛生極まりない」、「寄生虫の発生源」にほかならなかったからである。

一九四八（昭和二三）年九月には「衛生規則」が定められ、この中にもトイレの構造や糞尿の処理方法の改変、家畜の家屋内飼育禁止などが徹底されることになった。これは寄生虫撲滅運動とも連動していた。こうした動向の中で、フールは次第に、沖縄の暮らしから排除されていくことになったのである。

ドラム缶便所がフールに取って代わったことを文明の発展と喜んだ少年は、大人になって振り返った時、当時の喜びとは裏腹に、この時期の変化を次のようにも説明している。

しかし、十四歳の少年の知恵の及ぶところではなかったが、「フール」の消滅は、沖縄農業が長い年月をかけて形成した「人→豚→作物→人」の自然の生産サイクルから豚を排除して沖縄人の食卓から豚を奪い、沖縄の食文化を大きく変えたのである。[12]

地域の風土と暮らしの中で営々と続けられてきたフールに対する「嫌悪感」と「屈辱感」は、こうした戦後の沖縄の情勢の中で生まれ、定着していったように思われる。それはまた、戦後の沖縄と豚との関係にも大きな影響を与えることになった。こうした変化は、沖縄の食文化として「豚」はしばしば重要な食材として取り上げられる一方で、産業化された大規模な養豚業が普及すればするほど、沖縄の人びとから「豚」が嫌悪されるという矛盾を論じた比嘉理麻の『沖縄の人とブタ』の議論にも通ずるところがある。

豚やウンコや便所に対する「嫌悪感」はこの時期の沖縄だけでなく、戦後の日本に広く、かつ急速に広がっていった。戦後の日本で肉の消費量が高まると、豚肉を生産するために各地で養豚が盛んになった。沖縄もその代表的な地域の一つである。ところが消費者は豚肉を食べているにもかかわらず、次第に養豚場や豚を運ぶトラックの臭いを嫌悪し、苦情を訴えるようになったのである。

それはちょうど、世の中に水洗トイレが普及し、便所の臭いが身近なものではなくなっていく時代と連動しているように思えてならない。生きることから「におい」が削ぎ落されていく過程で、他人や動物、ついには自分の「におい」にまで、私たちはいつの間にか嫌悪感を抱くようになり、「消臭」や「無臭」を追い求める現代社会では、それが過度ともいえる様相を呈している。水木しげるが一九七一年に「糞神島」を発表することで風刺したかったのは、こうした社会や人間の生き方、価値観や世界との向き合い方の変化だったのではないだろうか。

†水洗トイレの普及と米軍基地

戦後の沖縄における水洗トイレの普及率は、全国的に見て高かった。それは、日本における米軍基地が沖縄に集中していたことと無関係ではない。一九七二年の復帰前まで、沖縄ではアメリカ軍の軍属が民間地域の飲食店に自由に出入りすることは許可されていなかった。それは、治安の問題と合わせて、伝染病や性病などの感染予防のためであった。そうした中で、通称「Aサイン」という許可証が提示されている場所では、自由な出入りが許されていた。この許可証を取得する条件の中にトイレが「水洗」であることが含まれていたのである。こうした必要に迫られて、水洗トイレは沖縄に普及していった。

昭和三〇年代前半には、琉球列島米国民政府の指導もあって、浄化槽が普及した。米国政府当局から琉球政府厚生局に「寄生虫対策費」として一八〇〇ドルの予算が支出された。米軍政府公衆衛生福祉部の下水専門技官であったローラーという人物が派遣され、「ローラー式改良簡易水洗便所」を開発し、それが沖縄に普及した。これは排泄後、ひしゃくで水をすくって洗い流す節水型の簡易な便所であった。

†沖縄の下水道

水洗トイレは水で流すとはいっても、初期はそのまま肥溜めに溜めるだけのものであった。その次の段階として、下水道が整備され、さらにその先に汚水処理技術が加わる。このプロセスは都道府県や市町村によって様々であるが、まずは全国的な法律の整備を確認しておこう。

前章で述べた「汚物掃除法」の成立と同じ時期、下水道の整備と普及、コレラなどの伝染病流行を背景に、一九〇〇（明治三三）年、都市を清潔にすることを目的とした「下水道法」が制定されたが、普及には至らなかった。それが抜本的に改正され、「新下水道法」が定められたのは第二次世界大戦後、一九五八（昭和三三）のことである。さらに一九七〇（昭和四五）年には一部改正され、都市だけでなく「公共用水域の水質保全」が目的に加えられ、現在に至る下水道システムの原型が整えられた[13]。

沖縄の場合、琉球政府時代に「琉球政府建築基準法」が制定され、その中で下水処理施設が設置されている地域に建物を新築する場合には水洗便所とするように定められた。一九六〇（昭和三五）年頃からの那覇市と沖縄市（旧コザ市）で急激な都市化が進み、市街地を流れる河川の汚染が問題となったことから、両市では独自の下水道計画を立て、一九六四年七月に沖縄における戦後初の下水道事業に着手した[14]。

一九六七（昭和四二）年には、下水道の敷かれた地区内の住宅は、家庭汚物の処理のために下水道と接続する下水管を設けること、下水道の使用料を利用者から徴収することを定め、これを「下水道法」とした。米国政府からの投下資金や寄贈施設によって、その使用料は比較的低額であった。その後、「沖縄下水道公社」が設立された。これを事業主体として、一九六九年に那覇下水処理場（現・那覇浄化センター）、翌年には伊佐浜処理場（現・宜野湾浄化センター）で沈殿方式による簡易処理が始められた。沖縄では返還前にすでにこのようなマスタープランが進んでいたのである。一九七二年五月一五日の本土復帰の際に下水道公社は廃止され、その後、沖縄県の管理として事業を実施し、一九七八年には那覇下水処理場で高度処理が開始された。

そして、すっかりその役目を終えたフールは重要文化財に指定されることになった。返還前の一九五六年に琉球政府から重要文化財に指定され、返還された一九七二年五月一五日に国の重要文化財に指定された沖縄県北中城村字大城の「中村屋住宅」のフールに、かつての人とウンコと豚の関係を偲ぶことができる。

†都市を行き交う屎尿馬車

戦下の東京でも屎尿問題は深刻であった。汲み取りに従事する人びとも召集され、便所の汲み取りが行き詰ってしまったからである。これを解決するために、東京都は一九四四（昭和一九）年に鉄道会社と相談し、屎尿を郊外に運搬し、農地に還元することにした。西武鉄道、東武鉄道がこれに協力し、一九五五年までの約一〇年間、いわゆる「黄金列車」は郊外へ屎尿を運搬し続けた。[15]

やがて、戦争が終わると多くのアメリカ軍の兵士が日本にやって来た。そこで彼らは理解しがたい光景を目の当たりにすることになった。東京や横浜や川崎などの大都市を巡ってみると、屎尿で満杯の肥桶がいくつも寄り添うように置いてある。それらを運ぶ馬車が行き交い、いたるところで下肥の取引や積み替えが行われていたのである。[16]

連合国軍最高司令官総司令部（GHQ）は接収した日比谷の第一生命ビルで、一九四五（昭和二〇）年九月一七日に事務を執り始めたが、その五日後に「公衆衛生に関する覚書」を発している。[17] GHQがいかに公衆衛生を重視していたかがわかる。

生野菜をサラダで食べる彼らにとっては、下肥をかけて野菜を育てる日本の農業技術を受け入れることはできなかった。そして、寄生虫などの衛生面の問題から、それを口にすることを非常に嫌がった。そのため、下肥を使わない野菜を「清浄野菜」と称して、下肥で育てた野菜と区別した。国語辞典によれば、清浄野菜とは、「下肥を使わず、化学肥料で栽培した野菜」、と定義されている。

戦後の食料難に直面して、土のあるところは余すところなく畑となり、家庭菜園も盛んになった。ここに下肥を用いていたため、寄生虫の増加は避けられなかった。当時の検便検査によると、蛔虫の保有率は全国平均で全人口の五〇～六〇％であったといわれている。この状況を受けて、一九四九年に神奈川県衛生研究所は、腸管系伝染病および寄生虫予防のために、屎と尿を別々に扱う便器を開発した。これは、病原菌や寄生虫などは屎に含まれ、尿には含まれず、屎の腐熟には時間を要するが、尿はそのまま追肥液として利用できるという特性を生かした発明である。四年間の経過観察の結果、この便器を使用した地域の寄生虫保有率は約半分になったという[18]。

化学肥料の導入によって、一九四八年ごろをピークに、下肥の利用も減少したとはいえ、無くなることはなかった。翌年には水洗便所改造費用の助成が始まり、一九五〇（昭和二五）年には戦前期も実施されていた海洋投棄が再開された。そして同年、ＧＨＱが「屎尿の資源科学的衛生処理に関する件」の中で「汲み取り屎尿の科学的処理法として嫌気性消化法が最善である」と勧告した。これより少し早い一九四九年、東京都は砂町下水処理場内の屎尿消化槽建設に着手し、一九五三年に稼働した。これは全国最初の屎尿浄化槽であり、これ以後、屎尿の衛生的・科学的処理の時代が幕を開けることになる。[19]

†科学的処理の技術とバクテリア

屎尿の衛生的・科学的処理とは具体的にはどのようなことをいうのだろうか。それを説明するために、ここではバクテリア（細菌）による分解（生物処理）について、簡単に触れておこう。[20]

まず「嫌気性消化法」とは、嫌気性細菌によって酸素を使わずに有機物を分解することで、「発酵」や「腐敗」と呼ばれる。これにより、屎尿は衛生的に無害なものとして、農地に還元できるものとなる。ただし、「嫌気性細菌」による分解が行われる時、硫化水素やメチルカプタンなどの臭気を伴うガスが発生する。臭気が無くなるまでに長い時間がかかる分解法である。

これに対して、「好気性細菌」によって分解する方法もある。好気性細菌は取り込んだエサ（有機物）を、酸素を使って分解する。私たち人間も有機物を取り込み、呼吸した酸素と反応させて、二酸化炭素と水とエネルギーを作っている。好気性細菌による分解は、嫌気性細菌による分解よりも一〇～一〇〇倍の速度で進み、臭気も発生しない。しかし、酸素が不足すると嫌気性細菌に取って代わられるため、好気性細菌による分解を持続させるには、ポンプで酸素を送り続けなければならない。これを「曝気《ばっき》（エアレーション）」という。曝気のためには多量の電力が不可欠であるため、十分な電力を確保できない状況下の日本では、まず嫌気性細菌による分解が始められたのである。

バクテリアを使った下水処理（生物処理）にはさらに「生物膜法」と「活性汚泥法」という二つの方法がある。生物膜法は、バクテリアを濾材や濾床に固定させて、そこに下水と空気を送り込む方法で、活性汚泥法はバクテリアを水の中に注入する空気の浮力で浮遊させて十分に酸素に曝《さら》す方法である。

バクテリアは有機物を分解しながら増殖し、互いに結合してゼラチン状の塊（活性汚泥）になり、沈降して水分と分離する。活性汚泥は好気性細菌の塊なので、一部は下水処理に再利用される。残りは焼却されて灰となり、埋め立て地や海洋に投棄される。また、乾燥汚泥をコンポスト（堆肥）として使う方法もある。こうした技術革新により、今日の日本では、この活性汚泥法が主流となっている。

†清浄野菜とは何か

さて、こうした状況と合わせて、農業に「下肥」を使わないようにという政府の指導がなされるようになっていく。一九五五（昭和三〇）年には、野菜栽培における下肥利用について、厚生省公衆衛生と農林省農業改良局長の連名で、次のような見解が各都道府県知事あてに提示されるに至った[21]（傍線部は引用者付記）。この通知が出されたのは、ちょうど、黄金列車が廃止された頃のことである。

清浄野菜の普及について

（昭和三〇年三月二八日）
（衛発第二〇五号）
（各都道府県知事あて厚生省公衆衛生・農林省農業改良局長連名通知）

現下の野菜類は、相当部分が、衛生的に未処理の屎尿を肥料として栽培されているために、腸内寄生虫蔓延の要因となり、ときには赤痢等経口伝染病の原因となる例も稀でなく、他方かかる配意から野菜の生食を阻み、無機質、ビタミン類等の国民的不足を来す等保健上並びに食生活改善上幾多の支障がある現状である。

これを改善刷新することは、重大な意義を有するものであるが、このためには、屎尿処理方式の改良、栽培法及び市場取扱の改善等を行うことが前提となるものであつて、一朝にして、その全きを期することは困難である。

しかしながら、今後の方向を示す意味において、今回別紙清浄野菜普及要綱を定め、その推進を図り、漸次野菜類に関する衛生の向上を図りたいと考える次第である。

よつて別紙要綱により、清浄野菜の普及推進について、特に御配慮を煩わしたく、通知に併せ依頼する。(後略)

別紙の内容は表6-1に示した。

まず何よりも寄生虫や感染症の恐れがない野菜を「清浄」という概念で区別していることが目を引く。公衆衛生の観点から、下肥と野菜栽培の関係に修正が求められたのである。

そして、その目的として感染症の予防だけでなく、栄養のために生野菜を食べられるよう

普及の方法	生産助長及び衛生指導	①	清浄野菜の生産については、耕地を清浄に保つ上において、一定の地域を清浄化する必要がある。このためには、その栽培条件に合致する地帯を、清浄野菜の産地として都道府県が条例等に基いて指定する等の方法を講ずるとともに、可及的にこのための生産者団体の育成と、その活動の促進を図るものとする。
		②	清浄野菜には、その産地において、輸送及び販売途上における外部よりの汚染を防止するに足る措置をとるほか、清浄野菜である旨、その他必要な標示をするよう指導するものとする。
		③	清浄野菜の産地を管轄する都道府県は、その栽培地、生産野菜等に関し必要な衛生指導及び検査を実施し、その結果清浄野菜たることを保証し得ると認めたときは、その生産者又はその団体に対し、別に定めるところにより、都道府県衛生部局の証明の標示を行うことを許可し、かつ、厚生省にその許可番号とともにその旨を報告するものとする。厚生省は、右の報告をとりまとめ、関係方面にこれを通知するものとする。その成績により、その許可を取り消した場合もこれに準ずるものとする。
		④	消費地の衛生当局は、清浄野菜について、随時抜取検査を行い、その指導を行うものとする。
		⑤	都道府県は、これら清浄野菜の生産及び消費に関する普及のため必要がある場合は、条例の制定を考慮するものとする。
	消費普及方法	①	清浄野菜の消費の普及は、教育的及び啓蒙的指導によつて行うこととする。なお、差し当り、給食施設、飲食店営業等に対し、少くとも生食する場合には、清浄野菜を利用するよう勧奨するものとする。
		②	清浄野菜の重要性の徹底と消費の普及のため、農村に対しても必要な措置を講ずるものとする。

出典：厚生労働省ホームページ厚生労働省法令等データベースサービス（2020年３月11日アクセス）https://www.mhlw.go.jp/web/t_doc?dataId = 00ta5703&dataType = 1&pageNo = 1

表6－1　清浄野菜普及要綱

項目			内容
目的			公衆衛生の向上及び食生活改善のため清浄野菜を普及させ、蛔虫症等の抜本的防遏を図るとともに経口伝染病の予防に資し、併せて各種ビタミン無機質等の補給源を確保せんとするものである。
対象とする野菜の種類			だいこん、かぶ、はくさい、つけな類、きやべつ、ねぎ、ちしや、セルリー、パセリー、トマト、きうり、いちご等国民の食生活において通例生食又は漬物とすることの多いものを、差し当りこの要綱の対象とするが、これら以外の種類も逐次本要綱の対象とするようとり進めるものとする。
清浄野菜の定義		清浄野菜とは左に掲げる条件下に栽培され、かつ、腸内寄生虫卵（仔虫を含む。以下同じ。）及び経口伝染病病原菌が付着しているおそれのない野菜類（果菜類及びいちごを含む。以下同じ。）をいうものとする。	
		①	栽培する耕地は、過去一箇年以上前から衛生的に未処理の屎尿を使用せず、かつ、隣接地又は流水その他により、衛生的に汚染の虞がない等、清浄野菜の栽培上支障がないと認められる処であること。
		②	直接栽培に施用する肥料は堆肥、化学肥料、粕類等によることを原則とし、屎尿については、衛生的に未処理のものを絶対に使用しないこと。
		③	屎尿については、堆肥の材料として用い、高温醗酵等により衛生的に完全に処理された場合、又は当初から分離集取せられた尿の場合に限り、その施用を認めること。ただし、この場合の堆肥等もなるべく前作又はその基肥としてのみ施用するものとし、その施用量も可及的に少量に止めること。
実施機関及び業務分担	国	①	厚生省関係部局及び農林省関係部局は、相互に連繋を保つて地方公共団体及び民間機関等と協力し清浄野菜の普及を図るものとする。
		②	生産の助長は農林省関係部局、衛生の指導取締は厚生省関係部局で担当することを原則とする。
	地方	①	都道府県及び市町村は、清浄野菜の生産の助長及び消費の促進につとめる。
		②	衛生上の指導取締は、都道府県及び保健所を設置する市が行う。
	その他		各種報道機関、衛生団体、農業団体、営業者組合、会社等の民間機関の協力を求める。

になることも含まれていた点が興味深い。

このプロジェクトの実施機関、業務分担をみると、国、県、市町村という行政体制全体と合わせて、報道、衛生、農業、営業、民間会社等、多方面にわたる大規模な取り組みであったことがわかる。ただし、下肥の利用は全面的に禁止されたのではなく、「衛生的に完全に処理された」ものは使用が許容されていた。

この通知は全国各地へ伝えられたが、こと東京では都市部を行き交う肥溜め馬車を一刻も早く一掃し、郊外への屎尿の運搬に頼らない方法を模索しなければならなかった。間近に迫った一九六四（昭和三九）年の東京オリンピック開催までには、なんとしてもそれを実現しなければならなかったからである。

†東京オリンピックと下水道

東京の屎尿問題と下水道事業を語るうえで、東京オリンピックとの関連を無視することはできない。戦後復興事業の内、下水道の整備は道路や上水道の敷設と比べて常に下位の優先順位に置かれていた。しかし、東京でのオリンピック開催が決定した一九五九（昭和三四）年、東京都は下水道事業の大幅な拡大改定を決定したからである。

一九五八（昭和三三）年時点で東京都の下水道普及率（面積普及率）はわずかに一九・八%であった。一五〇万世帯の人びとは相変わらず貯留式便所で生活し、そこから汲み取られた屎尿の内、砂町屎尿消化槽で処理されるのは三分の一に過ぎず、半分は海洋に投棄されていた。低湿地では水はけの悪いドブがハエやカの温床となり、大雨が降るとあふれ出す状況であった。隅田川も「死の川」と化し、一九六一年には風物詩として親しまれてきた両国花火大会も早慶レガッタも中止に追い込まれた[22]。

この頃、一九六〇年の「所得倍増計画」や一九六二年の「全国総合開発計画」などの国の策定とも深く関係しながら、東京都は一九六三年に「東京都長期計画」を策定した。この中で下水道事業にも大規模な予算が割り当てられた。これにより、それまで軽視され続けていた下水道に、ようやく計画的な整備促進の道が開かれたのである。一九六二年に東京都に下水道局が発足し、経費、組織、施設の体制が整えられ、下水処理の技術進歩にも弾みがついた。

芝浦処理場で下水に酸素を送り込む「曝気法」を導入した一九六〇年以降、他の処理場でも順次この方式を採用していくことになる。一九六二年には芝浦処理場に濃縮・消化・真空脱水を一貫して行う汚泥処理工場が完成した。一九六四年に新たに稼働した落合処理場は、上部を公園にし、市街地内に立地する処理場の新しいモデルケースとなった。

下水道整備がようやくこの段階に達した頃、東京オリンピックが開催されたことになる。東京オリンピックの選手村で食堂運営の指揮をとっていた村上信夫（帝国ホテル）は当時を回顧して、次のように語っている。

> 日本の野菜は堆肥を使うので非衛生的だ、という偏見もあった。仕方がないので、ヨーロッパの大会委員をバスに乗せて、長野県にある野菜の産地に視察に連れて行った。「素晴らしく清潔だ」と一同感嘆して、誤解はすぐに解けた。[23]

「清浄野菜の普及について」という通知が全国に伝えられて約一〇年、この時期になると、少なくともオリンピックの選手村で提供される野菜はすっかり「清潔」になっていた。

†超大量排泄の時代——国鉄駅のウンコ事情

今から約一〇〇年前、日本の近代という時代は「大量排泄の時代」であったが、東京の戦後、とりわけ高度経済成長期以降は、さらなる人口の増加に伴って、「超」大量排泄の時代へと突入した。しかもこの時点で、近世以来の糞尿の農地還元はほとんど姿を消していた。

こうした状況の中で、ウンコはいったい、どこへ行ったのだろうか。

東京大学工学部建築学科を卒業した藤島茂は、一九三二年から日本国有鉄道（当時の鉄道省、現JR）に就職し、駅のトイレに関わる業務に従事した経験を『トイレット部長』という一書にまとめている。日々、現場を見ていた人にしか書けない、具体的な記述は迫力がある。たとえば次のような一節がある。

駅の便所はまったく汚い。何しろ使い方が激しくあんまりはやるから、駅の方でも、ときどき「中入札」をかけて掃除をするのだが、たちまち汚れてしまう。上野駅あたりでは朝の四時から翌朝の二時まで、便所を使う人数は一時間につき二千人ちかく、一日中で三万五千人もある。もっと細かく神田駅で調べたところでは、ひとつの小便器が一時間のあいだに八〇・八回使われている。[24]（中略）

一番大きくて、一日に乗り降りだけでざっと六〇万人、乗換も入れると一〇〇万人を扱っている東京駅には、職員用を除いて全部で七ヵ所、合計一二二個の大便所と、一二六個の小便器、合わせて二四八個がある。[25]

同書によれば、国が「清浄野菜の普及について」という通知を出した翌年の一九五六年、ある大きな駅の駅長は汲み取りのために長年出入りしていた農家の組合から、今年度の契約を辞退されて困っているという相談があった。

この駅は一日平均三万人の乗降客があり、彼らが排泄する量は一日に二斗入りの桶で四五杯（一斗を一八リットルと換算して、一六二〇リットル）、トラック一台分にもなるため、これが滞ると大変な事態になるのである。汲み取りを辞退した背景に汲み取りの歴史の変化があると同書は説明する。すなわち、一九四五（昭和二〇）年までは屎尿を有料で払い下げた「戦争中肥料不足時代」。続く一九四八年までの「終戦後物資不足時代」には、夜な夜な汲み取り泥棒が横行するため、汲み取り口に南京錠をかけたこともあったという。それから一九五一年までは「人肥化学肥料混用時代」で、汲み取り史上の大転換を迎えた。汲み取り料は下落し続け、無料汲み取り全盛期を経て、以降は有料汲み取りへと転換した。ついに一九五二年以降は「化学肥料万能時代」に突入し、駅は少なくない料金を支払って汲み取りを依頼するしかなくなったのである。

結局、先の汲み取り辞退の一件に対して、一ヶ月に二万六〇〇〇円の汲み取り料を支払うことで落着したようであるが、こうした状況が全ての駅で生じていたとすると、大変な支出になったことは、想像に難くない。

†バキュームカーの誕生

このように汲み取り料金の高騰が問題になっていく中、一九五〇年代以降、屎尿の汲み取り作業は、人力から真空車、つまりバキュームカーへと移行していった。一九五〇（昭和二五）年、日本初、そして世界初の小型真空車が川崎市の衛生福祉部清掃課に登場した。[26]ここでは東京都に隣接する、川崎市に目を向けよう。

『バキュームカーはえらかった！』には次のような記述がある。


もしバキュームカーがなかったら、高度成長をつづける各企業で働くサラリーマンが暮らす小ザッパリとした団地、社宅、公営住宅、それから畑の真ん中や小高い丘のうえに立つ建て売り住宅などは、存在しなかったにちがいない。また商工自営の人々の工場と家が密着した住環境も、便槽があふれてしまって存在できなかったはずである。

大量に排出されるし尿に、汲み取り作業が間に合わず、それこそ家中、町中がし尿だらけになってしまうことが必至だったからである。そうなったら、一極に集中した人々は、みんな地方に逃げ帰ってしまっただろう。

経済学的に見て日本の高度成長は、一極集中によって達成された。その一極集中は、言ってみれば、バキュームカーがあったからこそ、戦後、半世紀にもわたって、どうにかこうにか、だましだまし持続しつづけてこられたのだ。[27]

言われてみれば、もっともな話である。その開発秘話、従来の汲み取り業者とのせめぎあい、導入当初の様々なトラブル等のエピソードはいずれも興味深い。その中でも、ウンコに対する私たちの認識に関わる出来事をいくつか紹介しよう。

今日、下水道が普及した地域では、ほとんど見かけることがなくなったバキュームカーであるが、私が子どもの頃（一九八〇年代）はかなり日常的な風景だった。しかし、バキュームカーが導入されたばかりの頃は、珍しい車を一目見ようと、子どもも大人も集まってきて人だかりができたというから、新しい汲み取り技術導入にいかに人びとが関心を持

表6-2　川崎市における屎尿処理経費の推移（年度別、石当たり）

期別 / 作業区分 ＼ 年度		手汲み取り作業期			手汲みから真空車作業への移行期			真空車作業期		
		1949	1950	1951	1952	1953	1954	1955	1956	1957（見込み）
手汲み作業（円）		176	183	185	187	183	190	191	208	234
真空車作業（円）					145	143	130	105	96	87
平均（円）					171	161	150	122	114	104
作業別割合（%）	手汲み			真空車試作品完成	64	40	33	20	16	12
	真空車			試験年度	38	60	67	80	84	88

注：1．真空車作業の経費には機材購入費も含む（雇用年数も6年として計算）。2．ここにあげた経費は、収集運搬の石当たり経費であって、ほかに最終処理費として石当たり33円18銭を要する。3．1石は180リットル。
出典：工藤庄八『私の清掃史』自費出版（非売品）、1987年、265頁。

っていたかがわかる。[28]

自動車が各家庭に普及するマイカー時代には程遠い頃、バキュームカーの運転手や作業員は、自分たちは選ばれた「パイロット」だというプライドを持って働いていた。川崎市内の五つの清掃作業所のバキュームカーは、一九五四年時点でじつに一〇〇台にものぼっていた。[29] 手汲みと真空車による作業割合も、表6-2のように推移し、一九五〇年代半ばには八〇%以上がバキュームカーによる汲み取りとなっていた。

†清掃行政は固有行政

後にバキュームカーとして日本中に普及する世界初の小型真空車が川崎市の衛生福祉部清掃課に登場したのには理由《わけ》があった。GHQによる清掃行政へのテコ入れを背景に、日本政府は一九四九年春、内閣資源調査会に対して、新しい清掃のあり方を諮問した。これを受けた同調査会では、屎尿処理の能率的な方法として、まずバキュームカーを開発することになった。ここで開発されたバキュームカーを採用するように、厚生省と資源調査会は最初に東京都に打診したが拒否された。次に大阪市に打診したが、これも拒否された。そしてそれが川崎市に回ってきたのである。川崎市は国から回ってきた設計図を検討し、改良して導入してみようとこの依頼を引き受けた。この検討会に同席し、後に川崎市の清掃行政を担う工藤庄八は、私家版の『私の清掃史』の中で、戦後の清掃史を振り返って次のように言っている。

「地方の時代」というのは、市町村が中心になってくるということを指して地方の時代というわけでございますが、清掃行政は固有行政でありますから、もともと地方の時代を一歩先にとった仕事だと思うのです。[30]

バキュームカーを改良して取り入れてみようと決断した当時の川崎市の事例は、まさに地域の固有行政としての特徴を生かしたものであり、東京や大阪という大都市に先んじて、独自の組織と技術を展開していったことは注目に値する。

川崎市の衛生副部長は、東京獣医学校と中央大学法学部を卒業し、当時川崎市の経済部係長であった工藤に対し、「自然科学と人文科学を理解できる。自分が描いている新しい公衆衛生行政を確立するにはぴったりの学歴だ」と声をかけ、清掃行政を担ってほしいと懇願したという。これが縁で、工藤はその後約四〇年間、川崎市の清掃行政を担っていくことになった。

清掃行政にこそ、大学を卒業した様々な分野に精通した職員が必要だと主張し、日本で初めて清掃行政に大卒者を採用したのも川崎市が初めてであった。技術者の数は全国で最多という時期も長く続いた。川崎市は、戦後の清掃行政のトップランナーであったと言っても過言ではない。

大規模な浄化槽が整備される以前、川崎市では山間部に屎尿を廃棄することだけは避けたいと、海岸の砂地に大きな穴を掘って埋める「砂地処分」を試み、その後、一九五三年からは「海洋投棄」へと移行した。厚生省環境衛生部長と国会議員が視察に訪れた時、工藤は、こうした処理は本意ではない、国は清掃施設の整備のために法律を作るなり、現行法を改正するなどして、施設整備のための補助制度を導入するべきだと主張した。

当時はまだ、一九〇〇(明治三三)年に制定された「汚物掃除法」が適用されたままであり、現状に対応しているものでは到底なかった。川崎市からの訴えは、この法律改正のきっかけとなった。難しい都市間の主張の調整や、様々ないきさつがありながらも、一九五四（昭和二九）年に明治期以来の「汚物掃除法」は廃止され、新たに「清掃法」が単独法として成立施行された。その後、大気汚染防止法、煤煙防止法、水質汚濁防止法など、環境衛生関係の法律制度の整備が進んだ。清掃法施行後は、日本環境衛生協会（現在の日本環境衛生センター）が創立され、糞尿処理部会とごみ処理部会の二つの部会が設けられると、清掃行政は大きく前進することとなった。

現在の日本環境衛生センター総局は川崎市に立地している。それは、これまでの経緯をふまえると、川崎市が実践した固有行政としての清掃行政のあり方が日本の清掃行政を牽引してきた証左であるようにも思えるのである。

†社会的地位ゼロのトイレの壁に絵を描く

各地方行政の現場では、このような屎尿処理の法整備や技術開発が進められていたが、都市のトイレの現場では、どのようなことが起こっていたのだろうか。

東京オリンピックが開催された年に高校二年生だった松永はつ子は、「トイレ壁画デザイナー」として、幼稚園、住宅、喫茶店、麻雀店、そして国鉄駅のトイレの殺風景な壁に伸びやかな木々と鳥の絵を描き、爽やかな風を届けた人である。時はちょうど高度経済成長期、松永が言うには当時のトイレは「社会的地位ゼロ」の存在であった。下肥としての価値が消滅すると、ウンコはもはや無用の長物、誰にも振り向かれない厄介な廃棄物になっていた。したがって、それを排泄するトイレもまた、社会の中では最も低い地位に置かれるようになっていたのである。

彼女はそうした世相の中でも、次のような気持ちから、公衆トイレを兼ねていた「国鉄トイレ」に壁画を描くという夢を抱くようになる。

最近、公衆トイレは、女性や子どもが安心して利用できるところではなくなり、暗くてじめじめして、クサくて陰気で、犯罪も増えて恐いところに変わりつつあります。私たち女性が、なるべく避けて通りたいところが公衆トイレであり、〝国鉄トイレ〟は、まさに暗くてクサい公衆トイレの代名詞のように思われているのです。[31]

ちょうどその頃、国鉄では汚い、クサい、暗いイメージのトイレの悪評を一掃しようと

〝クリーントイレ・プロジェクトチーム〟が組織されたところであった。依頼はもちろん、松永のもとに舞い込んだ。

国鉄トイレの壁画第一号は横浜駅、一九八一年一二月に着工された。「カモメを飛ばしてください」というのが国鉄からの唯一の要望だったという。続いて第二号は御茶ノ水駅の御茶ノ水橋口のトイレの壁にも木と鳥の絵が描かれた。

改修前には落書きでいっぱいだった両駅のトイレも、壁画を描いた後には悪質な落書きは激減したという。とはいえ、絵の一部に落書きがされる場合もあった。松永が我が意を得たり、と喜んだのは次の落書きであった。

これがかの有名な御茶ノ水駅壁画トイレ、田舎風情、甲斐あってクソの出快調！[32]

壁に描かれた木々や植物、鳥たちに囲まれて、都会のただ中にありながら、まるで故郷の自然の中でウンコをしているような気持ちになれる、というほどの意味であろうか。逆に言えば、都会では、そうした気持ちでウンコをすることはもはや皆無に等しく、次に述べるように、人びとのストレスがウンコに表れる事態にもなっていた。

†ウンコから見える社会

トイレに絵を描き続ける中で、松永は東京の様々な場所でウンコと社会の関係を考えるようになる。男子用と女子用トイレの間の壁が天井まで届いていなかった御茶ノ水駅のトイレでは、次のような発見があった。

女子用トイレで制作している間、私たちを襲ったのは、北風の寒さに加えて、壁の向こうの男子トイレから吹き込んでくる生々しいニオイでした。もちろんニオイとともに音も、まともにこちら側で伝わってくるわけです。

（中略）

それが朝から夕方まで絶えることがなく、さすがの私も鼻を押さえての作業です。

（中略）

ニオイや音の、あまりにも強烈な襲撃にギブアップしたスタッフの中から、やがておかしな現状分析が始まっていました。

「どれもこれも、こんなにクサいというのはどういうわけだろう」

「我慢に我慢した結果じゃないかな……」

私は都市生活のストレスではないかと考えました。ストレスが溜ると胃腸が真っ先にやられます。女子用トイレではほとんど見られなかった現象が、なぜか、男子用トイレでは朝から一日じゅう絶えることがないのです。このめまぐるしい社会で、男性が働きバチのように働いている状況を物語って、何かやり切れない思いもします。

朝のラッシュアワーの男子用トイレはいつも満員で、女子用トイレを一部解放する、と駅長さんが初めに言われたのは、「小」ではなく「大」のことだったのでした。[33]

†超高度水洗トイレの時代――「おしりだって、洗ってほしい」

横浜駅と御茶ノ水駅の壁画トイレが完成した一九八一年末、年が明けるとTOTOの「おしりだって、洗ってほしい」というキャッチコピーのコマーシャルが話題を集めた。温水洗浄便座、いわゆる「ウォシュレット」の登場である。これ以降、温水洗浄便座の普及率は徐々に高まり、超高度水洗トイレの時代が到来した。汲み取り式便所を使っていた頃のように他人のウンコを見ることは皆無となり、さらには水の中に沈む自分のウンコを直接見ることも少なくなった。それに加えて、トイレットペーパー越しに感じるウンコの量は格段に少なくなった。そして、私たちが自分自身のウンコのにおいを感じる機会も減っていった。

こうしたトイレの技術革新に先んじて、下水処理技術にも多量の電力を用いることができるようになり、活性汚泥法が一般的になっていた。加えて、それまでの下水処理場では除去できなかった窒素やリンも、バクテリアによって除去する「高次処理」という技術が確立した。これらの処理の後、消毒のために塩素が投入され、「水」として放流されるようになった。今日では紫外線照射による消毒法なども試みられている。

先に述べたように、一九七〇（昭和四五）年には下水道法が一部改正され、「公共用水域の水質保全」が目的に加えられて以降、現在に至る下水道システムが着実に整えられていった。[34]その成果として、一九七八（昭和五三）年七月二九日、一七年ぶりに両国花火大会が隅田川花火大会と名称を変えて復活し、早慶レガッタがようやく東京に戻ってきた。[35]

†除菌・抗菌・滅菌・無菌——さよならウンコ

下水処理場から発生する汚泥は、重油で焼却し、灰にすることで、その体積を小さくすることができる。これは埋め立てに利用され、海洋に投棄されてきたが、乾燥汚泥をコンポスト（堆肥）として再利用するというもう一つの道も技術的には不可能ではない。

東京都でも汚泥を資源に変えようと一九七四年以降、汚泥資源化の実験が開始された。一九七六年からは「コンポスト調査研究プロジェクトチーム」による検討が始まり、一九八〇年には南多摩処理場内に一日に二〜三トンのコンポストを生産する工場が稼働し、「南多摩おでい石灰処理肥料」という商品名で農協を通じて販売されるようになった。[36]ほかにも、「みやこ肥料」という名称で流通するものもあった。[37]

二〇二〇年現在、この肥料は販売されていない。汚泥をコンポストとして再利用するには、下水処理場では分解されない有害化学物質や重金属類が下水に混入されていない保証がなければならない。しかし、現状ではそれが難しい状況となっているからである。

かつて糞尿を下肥として利用していた時代と比べて、私たちが食べるもの、トイレや台所から下水道に流すものの中には、様々な物質が混入するようになった。私たちの日常生活を振り返ってみれば、そこに原因があることがわかる。つまり、私たちの暮らしが便利になればなるほど、再利用することが難しい汚泥ばかりが増え続けることになるのである。今日ではウンコは「汚物」と名付けられた後、分解され、無害化されても、「汚泥」と呼ばれ、「汚」のイメージは払拭されることがない。

東京都水道局のホームページを参照すると、今日において汚泥は「肥料」として農地に還元されることはなくなり、セメントの混和剤、軽量コンクリート建材、セメント・アスファルト原料として再利用され、一部は屋上緑化の土壌材料に用いられていることがわかる。

しかし、ウンコがかつてのように農地に還れなくなったのは、ウンコが「汚い」からなのではなく、私たち自身がウンコに含まれる物質を変化させてきたせいなのである。そして、便利な暮らしに慣れきってしまった私たちは、ウンコから目を背けるようになり、ウンコがどこへ行くのかを見届け、想像することを忘れてしまった。

限りなく除菌・抗菌・滅菌・無菌に近づく世界を目指し、ウンコと決別しようとする私たちはしかし、じつは現在でも菌による絶え間ない分解活動が、私たちがウンコをし続ける世界に生きることを可能にしてくれていることを知らないままなのである。[38]

第七章　落し紙以前・トイレットペーパー以後——お尻の拭き方と経済成長

†トイレットペーパー狂騒曲一九七三&二〇二〇

記憶に新しい、というか、つい先日、日本で二度目のトイレットペーパーをめぐる社会現象が起こった。新型コロナウイルス対策でマスクが品切れになった後に続いて、トイレットペーパーを買い求める人が急増し、一時的に店頭からトイレットペーパーが消えたのである。「在庫は十分にある」、という製紙会社やスーパーマーケットからの情報が届いてもなお、おそらく多くの人が真剣に想像したであろう、「トイレットペーパーがこの世から無くなる」という不安を、そう簡単に拭い去ることはできなかった。

この状況に既視感がある人もいるだろう。なぜならこれは、日本で二度目に起こったトイレットペーパー騒動だからである。一度目は一九七三（昭和四八）年のオイルショックの時である。第四次中東戦争を背景として、一九七三年一〇月に原油価格が七〇％引き上げられた三日後、当時田中角栄内閣の中曽根通商産業大臣が「紙節約の呼びかけ」を発表した。これを発端として「トイレットペーパーが無くなる」という噂がたちまち広がり、人びとはトイレットペーパーを求めて奔走した。実際、この頃、大阪で新しい所帯を持ったばかりだった私の両親に聞いてみると、確かにトイレットペーパーを買いに行ったという。父は、「トイレットペーパー」だけを求めて買い物の列に並んだのは、後にも先にもあの時だけだと言っていた。

†それでもおしりは〝紙〟で拭いてほしい

オイルショックは当時、色々な面で経済に影響を与えたことに間違いはないが、なぜか「トイレットペーパー」だけが名指しで無くなると騒がれたのは、今思えば不思議なことである。そもそも、トイレットペーパーの原材料に「石油」は入っていない。調べてみると、製造した紙を乾燥させる時の温風に石油エネルギーが用いられていたらしい。とはいえ、おそらく、多くの人はトイレットペーパーの製造過程を連想してパニックに陥ったのではない。

多くの人びとが、紙不足からまずトイレットペーパー不足を思い浮かべた背景には、「ウンコを拭けなくなったらどうしよう！」という単純な不安があったからなのではないだろうか。一九七三年の水洗便所普及率は約三八％程度であったが、汲み取り式便所でも落とし紙やトイレットペーパーなどを用いており、「紙」でお尻を拭くことが当たり前の社会になっていた。その点では、一九七三年も二〇二〇年も共通している。

今回の騒動を通して、私があらためて驚いたのは、オイルショックを経た約半世紀の間に、これほどトイレや下水処理の技術が高度になっても、やはり私たちは、「ウンコは紙で拭くものだ」と信じて疑わずに生きているということだった。「おしりだって、洗ってほしい」といって、超高度水洗トイレを手に入れた現代でもなお、「それでもおしりは、〝紙〟で拭いてほしい」のである。しかし、お尻を紙で拭けなくなったら、そんなに大変なことになるのだろうか。

そんなことを考えながら、これを機会に「人間は何でお尻を拭いてきたのか」、紙で拭く以前のこと、紙で拭かない世界各地のことを調べてみることにした。

†落し紙以前――ウンコと風土

国語辞典には便所で使う紙を「落し紙」というとある。「清紙《きよめがみ》」ともいうらしい。この「紙」には平型の「ちり紙」、ロール型の「トイレットペーパー」が含まれる。一九八〇年代に祖父母の家では平型のちり紙を使っており、子どもの頃、私はそこでロール型以外の紙があることを初めて知った。

では、ちり紙やトイレットペーパーなどの「落し紙」が誕生する以前、人びとは何でお尻を拭いていたのだろうか。日本各地を訪ね歩いて聞き集めた「落し紙以前」の世界を記録した民俗誌、斎藤たま『落し紙以前』を参照してみよう。

植物の葉、皮、茎、殻、木片、棒切れ、海藻、縄など、地域の地形、植生、産業などと関わって、その世界は驚くほど多様である。また、主に植物を用いるために、季節性もある。その中でも、かなり多くの地域でよく用いられている植物は「蕗《ふき》」である。その説明を一部紹介してみたい。

（前略）望まれる条件は、まず大きいこと、当りが柔らかくて使いやすいこと、沢山あること、楽に集められること、身近にあることであろう。蕗はそのいずれの条件をも充分みたす。その大きさ、顔を覆ってなおはるかに余り、羊皮のようなしなやかさはすでに述べた。殊に葉の裏に密生した細毛があって、一、二日しおらせたものでは、生気の代りにこれが面を埋める。

蕗がどこにでもあることは、田舎に住む者なら誰も知っているだろう。フキノトウは、女子どもが競い合って摘み歩く。その手を逃れた何本かが脛高くほおけ立つ頃、足許におたまじゃくしを散らしたように幼葉がひしめき出、ついに土手を覆う。(中略)

さらに幸いなるかな、これは採っても採っても後からまた出てくる。(中略)

こんなことだから蕗はどこでも落し紙にされている。誰に聞いても、まず筆頭に蕗が出るのである。[1]

言語学者の金田一京助が、「拭き」という言葉は、植物の「蕗」に由来すると説明しているのも興味深い。[2]

†ウンコと季節の風情

蕗と同じくらい頻繁に使われていたのは、葛の葉である。蕗が集落近くに繁茂するのに対して、葛は集落から少し離れた地に大量に繁茂する。

繁茂する季節の違いから、蕗は夏、葛は冬に使う。葛は一株から長いつるを何本も出し、そこに葉を何枚も茂らせるから、蕗よりも大量の葉をとることができる。葛の葉は一〇月か一一月の湿気のある時期に拾いに行く。北風が吹く乾燥した日ではなく、南風が吹くしっとりした日に拾うと葉が破れないからである。

葛の葉は東北地方では「クゾっぱ」と呼ばれ、牛馬の飼葉として大々的に刈り取る年中行事がある。冬の間中、藁と刻み混ぜて用いる。そうした関係からか、東北の一部の地域では、次の言葉にみられるように、葛の葉を落し紙には使わないというところもあったという。

クゾっぱは神さまが乗ってやんだといった。里の父親は、もったいないからと尻拭きには決して使わせなかった。馬にやるのにクゾ刈りをする。刈ったのまるって立てて干

してから運ぶ
尻のごいにしたのは麻がらにカヤにクゾ葉。でもクゾ葉は牛や馬にやるので多くは使わなかった[3]

『落し紙以前』の著者である斎藤は、この「クゾ葉」、「クゾっ葉」は「糞葉」が転じたものかもしれない、という推論を展開している。『伊豆諸島民俗考』に、島々で尻拭きに用いられているガクアジサイを、三宅島では「クソシバ」と呼ぶとあることを参照すると、蕗が「拭き」であるように、葛は「糞」であるとするのも、あながち間違いではないような気がする。

もうひとつ、「モグ」と呼ばれる海藻についての記録も印象深い。

「この前もよ、笠野のかね子ちゃんとの話に、昔はモグ干して尻ぬぐいにしたんだけていって笑ったんだけじぇ」

こちらははじめて聞くモグなるものに驚いて、どんなものなのかと尋ねるが、海から寄る海藻のようなものらしいという他にはよくわからない。

（中略）

モグは夏、裸になって刈る。両手で摑んで引っ張ればしたげる（千切れる）。生え方厚いとこと薄いとこある。採ったら田舟に乗せて岸に運び、草の上さ干す。んだから天気のいい時選んでやる。モグの丈は一メートルぐらい。切りとったもので三尺ほど。乾いたら大きな束にし、一ヶ所まるってげやさ積んどく。川に入って採るのは主に男、手のないところでは女もやる。（中略）便所で使った後のは溜めておいて燃やした。モグの他には藁も揉んで使ったの。

（中略）

細いのは一、二ミリ、太いのだと五ミリくらいもある。細い方がふわふわして当りがいい。モグを使うのは、肥料にもなるからといった。[4]

刈り取る季節があり、繁茂している特定の場所があり、肌触りの違いがあり、それを集めて使えるようにするまでの作業の分担や手順があり、日々の生業の営みの中に組み込まれた位置づけがある。ドラッグストアでトイレットペーパーを買う感覚とは全く違う世界の風情に、私は思わず息をのむ。

お金を出してトイレットペーパーを手に入れるより時間と手間がかかるこの営みを、なんと意味づけたらよいだろう。ともすると、「不便」で「面倒」、そして「不潔」と説明されてしまいそうではあるが、一つひとつの語りから、季節の風情と風土に根ざして生きる安定感が確かに伝わってくる。

ウンコを拭くことに、季節の風情が関わってくるとは思いもしなかった。トイレットペーパーが無くなってしまったら、もしかしたら、もう一度そんな世界に目が開かれるかもしれないと思うと、不安は消えて、むしろ楽しくなりはしないか。

†長野県尻拭き地図

一回目のトイレットペーパー騒動が起こった一九七三（昭和四八）年一〇月から約半年後の一九七四年五月、『信濃路』という雑誌に興味深い論文が掲載された。執筆したのは当時信州大学文学部教授だった馬瀬良雄で、その内容は落し紙以前の世界についての調査である。[5]「昔は便所で紙を使わずに、ほかの物を使ったところが多いようです。ここでは何を使いましたか。いつごろまで使ったでしょうか。そしてそれを何と呼びましたか」という質問調査を、長野県下五〇〇ヶ所以上の地点で実施した結果は、二枚の地図にまとめられた。さながら「長野県尻拭き地図」といったところだろうか（図7-1、7-2）。

同調査によれば、長野県には「ワラ地域」、「葉っぱ地域」、「木片地域」、「棒地域」、「紙地域」に分けられ、明確な分布がみられる。ワラ地域は、稲作が盛んな平野部に広がり、葉っぱ地域は北信や中信に多い。山村が多い木曽や伊那南部は木片地域となる。ここでは食生活も粟や稗を常食とすることが多かったため、ウンコも今よりずっと水分に乏しいものだったという。だから「木片でかえって具合がよかった」と笑う古老の語りが記録されているのも面白い。棒地域は上伊那、北信の西部山地から中信北部に広がる。上伊那では桑、粟、稗、麻など多様な棒（茎）を使うのに対し、北信の西部山地ではもっぱら麻の茎を使う。ここは良質な麻の産地だった。紙地域は紙漉きをしている地域や市街地に点在している。

こうした落し紙以外のものを使ったのは、明治の終わりごろまでという回答が最も多く、若干の地域で大正期や昭和期まで残っていた。しかし、終戦後まで用いた事例はほとんどなかった。馬瀬によれば、これはトイレットペーパーの誕生というだけでなく、食生活の変化とも深く関わり、紙以外のものの使用を不可能にすることに拍車をかけたにちがいないという。

私の想像に過ぎないが、この馬瀬論文は、トイレットペーパー騒動を目の当たりにしたことをきっかけに、落し紙以前の世界に目を向けようとした結果執筆されたもののように思える。じつはこの論文の次のページには、地理学者であった東京学芸大学教授の市川健夫が「数字から見たトイレット考」というタイトルで、便所と下水道と屎尿処理についての長野県および国際比較調査を寄稿している。さらに、同誌の巻末には「昨今の用紙状況により、やむなく紙質の変更を致しました」とある。この時期の両論文の発表は、やはり偶然ではなく、ユーモアを交えた社会への警鐘でもあったのだと、私はひそかに思っている。

†落し紙以前の海外事情

落し紙以外のものを使っていた事例は、日本各地に限らず、世界各地にも同様にみられる。世界中のトイレットペーパーを集めて分析し、「人糞地理学」を提唱した西岡秀雄によれば、アメリカ合衆国のコーンベルト地帯（トウモロコシの大生産地帯）では、戦後でもトイレに行くと、ポリバケツにトウモロコシのひげが沢山入っている光景が見られた。紙

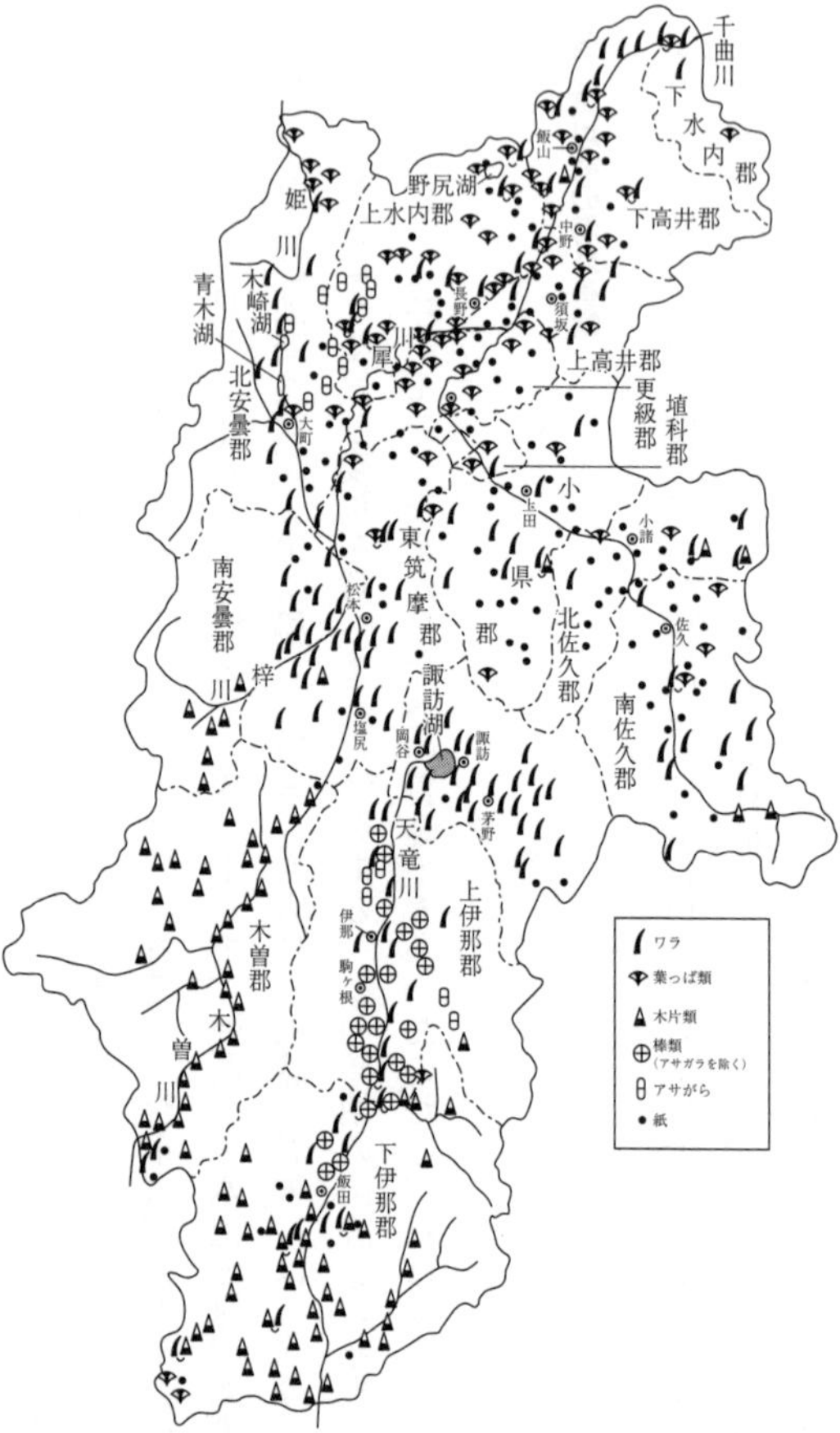

図7－1　長野県における尻拭き道具
出典：馬瀬良雄「きたない話で恐縮ですが……」『信濃路』3、1974年、108-112頁

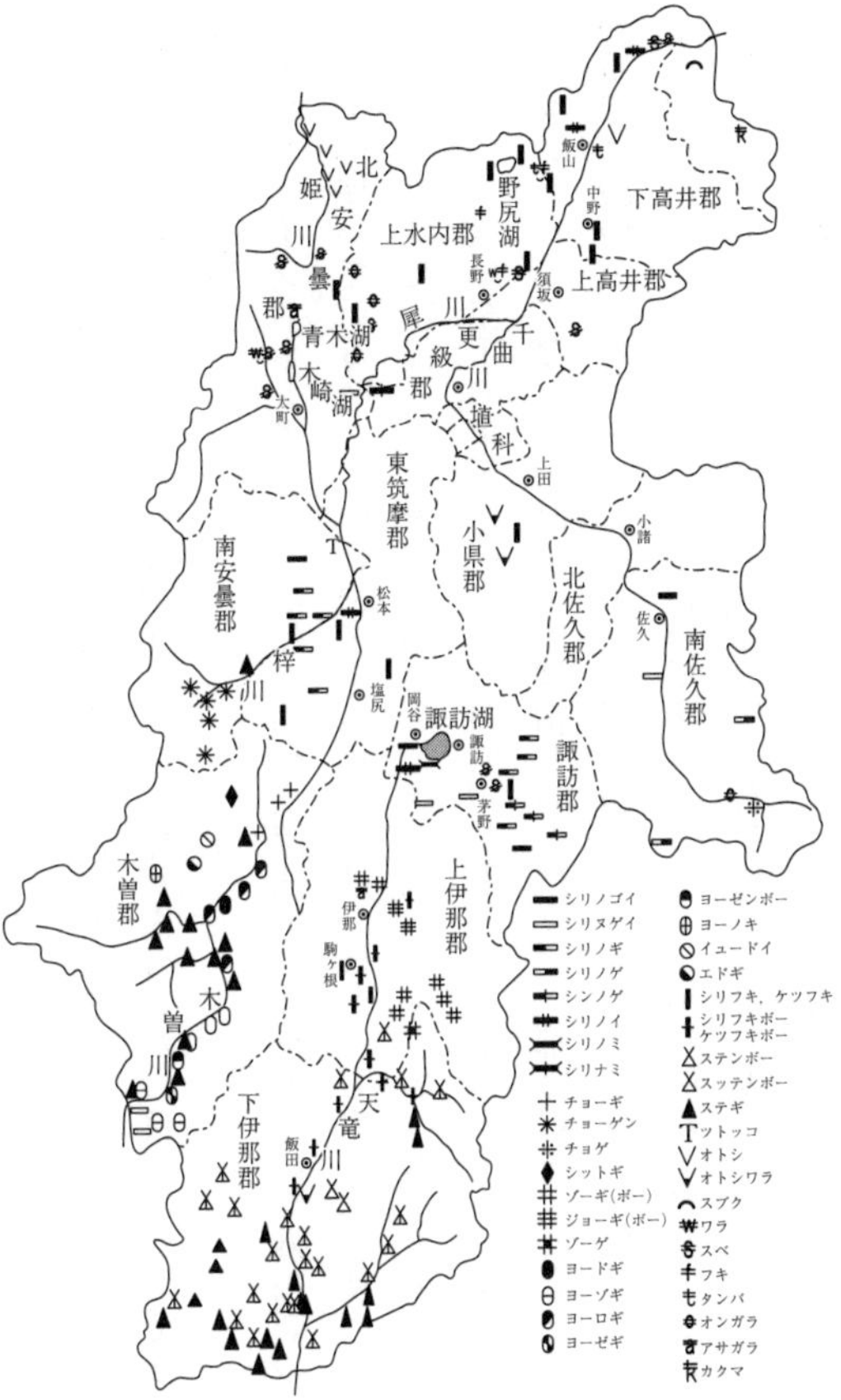

図7－2　長野県における尻拭き道具の名称

出典：馬瀬良雄「きたない話で恐縮ですが……」『信濃路』３、1974年、108-112頁

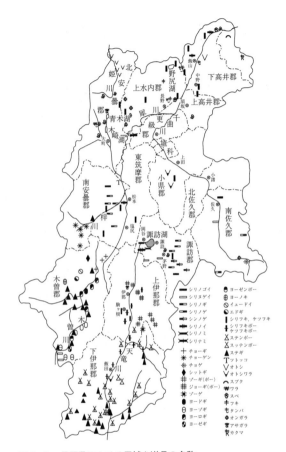

の代りにトウモロコシのひげを使っていたのである。

タイの水上家屋では、家屋が建つ筏の一隅に簡単に囲ったトイレがある。床に開けられた穴をのぞくと水面が見え、驚くほど沢山の河魚が集まっている。西岡がウンコを落とすと、水面近くに落下する直前に、元気のいい魚が横合いから飛び上がってきて、競って取り合うのだという。

インド、インドネシアなどでは都市部や上流住宅では輸入された外国製のトイレットペーパーを使っている時も、田舎やスラム地域では、ほとんど指と水を使っていた。針金の取っ手をつけた空缶に水を入れて持参し、指で拭いた後、その水で手を洗って始末するのである。一般に左手の指が用いられるので、左手は「不浄の手」とみなされている。

サウジアラビアなどの砂漠地帯では指と砂を使う。大都会のホテルなどは別としても、砂漠では砂の上にしゃがんで用を足し、終わったら砂をかける。お尻を指につけた砂で拭くと、歩いているうちに自然に乾いて落ちてしまう。指の砂はパタパタとはたき落とすか、持参した水ですすぐ。エジプトなどでは小石を使う人たちもいる。

日本で使われていた縄は中国（黄土地帯）やアフリカ諸国（サバンナ地帯）でも使われている。木べらや木片は中国でも使われている。

様々なお尻拭き素材とは別に、近世には庶民が紙でお尻を拭くようになったことも知られている。江戸では「浅草紙」が有名である。ごわごわして、色はねずみ色、再生紙であったため、文字が読めるほど残っていたり、色が散っていたりする紙であった。[6]

†浅草紙——江戸のトイレットペーパー

現代の紙は、短い繊維のパルプでできているが、江戸時代の和紙は長い植物繊維でできていて、ほかに添加物もなかったため、古紙を水に浸し、叩いて砕き、漉いて再生紙にするという「漉き返し」が容易だった。このため、各種の古紙を集める「紙屑拾い」や「紙屑買い」という商売が成り立っていた。こうして集められた古紙をブレンドして再生された「浅草紙」は、ちり紙から印刷用紙まで、様々な用途があった。[7]浅草紙は明治、大正期においても利用されていた。

浅草紙はいわば江戸のトイレットペーパーとして活躍したということもあって、現存するものは希少であり、現物を見ることは難しいが、[8]大正期の浅草紙については、寺田寅彦の短編小説「浅草紙」から、その特徴を垣間見ることができる。

ふと気がついてみると私のすぐ眼の前の縁側の端に一枚の浅草紙が落ちている。それはまだ新しい、ちっとも汚れていないのであった。私はほとんど無意識にそれを取り上げて見ているうちに、その紙の上に現れている色々の斑点が眼に付き出した。

紙の色は鈍い鼠色で、ちょうど子供等の手工に使う粘土のような色をしている。片面は滑らかであるが、裏面はずいぶんざらざらして荒筵《あらむしろ》のような縞目が目立って見える。しかし日光に透かして見るとこれとはまた独立な、もっと細かく規則正しい簾《すだれ》のような縞目が見える。（中略）

先ず一番に気の付くのは赤や青や紫や美しい色彩を帯びた斑点である。（中略）マッチのペーパーや広告の散らし紙や、女の子のおもちゃにするおすべ紙や、あらゆるそう云った色刷りのどれかを想い出させるような片々が見出されて来た。[9]

明治期以降は、この浅草紙に加えて、新聞紙や雑誌もそのまま落し紙として使われるようになった。

†日本のトイレットペーパー製造

日本では明治・大正期に横浜や神戸などの外国人居留地やホテル、洋風建造物などでの需要に対しては、まず浅草紙のようなちり紙を使うほかなかったが、明治三〇年ごろから、大手百貨店などがトイレットペーパーを輸入するようになったと考えられている。その後、大正一三年に神戸市の島村商会からの発注に対して、当時の土佐紙会社芸防工場が生産したものが日本におけるトイレットペーパーの先駆けとなった。[10]

紙と合わせてワラや葉っぱ、木片や海藻など、尻拭きに様々なものが使われていた状況から、「紙」にその中心が移っていったのは、主に第二次世界大戦後であった。第二次世界大戦後は急速に落し紙が普及した。

戦中と終戦直後は、トイレットペーパーはもちろん、ちり紙も不足して、新聞紙や雑誌が用いられたが、戦後は、米駐留軍の保健衛生政策、水洗便所、下水道の普及とも連動しながら、トイレットペーパー業界は一新され復興していった。

富士市の新橋製紙がセミクレープつきの白ちりを販売し、トイレットペーパーの試作にも成功し、一九四九年秋には米駐留軍にも納入するようになった。この時の幅一一・四センチメートルという規格がその後の標準規格となった。

静岡県、愛媛県、岐阜県、大分県、北海道などのちり紙メーカーが一九五五年頃からトイレットペーパーを手掛けるようになり、地場産業として発展していった。

さらにその後、高性能機械による大量生産体制へと移行する。日本で販売している「スコッティ」という商品はもともと、一九六〇年代に当時の山陽パルプと、先に述べたようにアメリカのスコットペーパー・カンパニーが設立した合弁会社（山陽スコット）にその起源が求められる。十条キンバリーも「クリネックス」の製造を開始し、この二社はティッシュペーパーの生産にも着手した。一九七一年には王子製紙もトイレットペーパー生産に参入し、「ネピア」の売り上げを伸ばした。

とりわけトイレットペーパーの生産高は増大し続け、機械すき和紙連合会の統計によれば、一九七七年にちり紙の生産高を抜いて、トイレットペーパーの生産高の方が多くなった。[11] したがって、トイレットペーパー騒動の頃はまだ、全体としてはちり紙の方が多かったことになる。しかし、その後、トイレットペーパーの普及は急速に進み、二〇二〇年現在の日本では、おそらくトイレットペーパーを使わない人はほとんどいないだろう。

こうした生産体制、技術革新の中で、日本のトイレットペーパーは多様化し、白さを競った時代から、色、香り、模様、肌触り、厚さなどに工夫を凝らし、百花繚乱のトイレットペーパーが入り乱れる時代が幕を開けた。現在はその延長線上にあるというわけである。

ところで、そもそもロール型のトイレットペーパーはいつ、どこで発明されたのだろうか。ロナルド・H・ブルーマーの『拭く』によれば、一八七一年にアメリカ合衆国のニューヨークの会社がロール型のトイレットペーパーを開発したという記述がある。[12] 間もなく切れ目にミシン目を入れる技術も開発され、トイレットペーパー・ホルダーも開発された。アメリカでは日本よりも早く、一九三〇年代からトイレットペーパーの普及が始まり、その後、急激に販売高が増大した。アメリカでトイレットペーパーを製造販売した老舗企業は、前出のスコット・ペーパー・カンパニーである。

†世界のトイレットペーパー百花繚乱

慶應義塾大学で人文地理学を担当していた西岡秀雄は、最初の講義で必ず世界のトイレ事情から話すことにしていたという。

わたしの手元には、現在、世界六〇数ヶ国、約四〇〇〇点におよぶトイレットペーパーがある。大半が一九六六年以来、わたし自身が収集してきた貴重なコレクションで、その多くは国別にきちんと台紙に貼って、入手場所や入手年月日などが記録され整理してある。一部分は知友や教え子たちが集めてくれたもの、あるいは、内外の会社やメーカーなどが送ってくれた新製品で、ロールのままのものもある。[13]

一九六六（昭和四一）年といえば、日本では高度経済成長期が始まった時期に当たり、ちょうどこの頃には消費者の好みに合わせたかなり使い心地のよいトイレットペーパーが生産されるようになっていた。

西岡が言うには、フランスのパリを訪れた時、こうした日本のトイレットペーパーとは全く異なる質のトイレットペーパーが使われていたことに驚かされ、それから各国のトイレットペーパーに注目するようになったのだという。西岡の記録から、当時の世界のトイレットペーパー事情をのぞいてみよう。

フランスのそれは、茶色く、ちぎるときにパリパリと音がするハトロン紙であった。ベルサイユ宮殿の公衆トイレも同じ紙であった。ドイツでは東西ともに質実剛健の素朴な灰色の再生紙が使われていた。吸湿性もほとんどない。オーストリア、スイス、イタリアでは自国で紙を生産しておらず、すべて輸入に頼っているため、幅も長さも色合いもまちまち。イギリスでは比較的白いが、万年筆で字が書けるほどの固いメモ用紙のようなトイレットペーパーが使われていた。持ち出すことを禁止するために、会社、工場、学校名などが印刷されているというのが面白い。

スウェーデン、デンマークではピンク、淡いグリーン、渋いバイオレットなど、トイレのムードに合わせられるように、カラフルなトイレットペーパーがそろっている。当時のソビエトでは横浜からナホトカへ行く船内ではロール型のトイレットペーパーが使われているが、ミシン目がなく、繊維が長いため、ちぎる時に苦労する。モスクワではつるつるした吸湿性のない正方形の紙がボール紙の箱に入れて置いてある。一九六五年頃にシベリア鉄道に乗った経験がある私の父に聞いてみると、確かに横浜からナホトカへ向かう船内はトイレットペーパーだったが、シベリア鉄道のそれは、真っ黒い固い紙で驚いたと語っていた。

アメリカのワシントンからロサンゼルスまで横断する道々で西岡が宿泊した一般的なホテルではキンバレー・クラークという会社が生産する紙を使用していた。同社は先述した十条キンバリー（クリネックス）の親会社である。一方、トウモロコシ産地ではトウモロコシのひげが、まだ尻を拭く素材として使われていた。

メキシコにはトウモロコシを食べた後の芯を原料にした紙がある。これは案外柔らかくて使いやすかったという。イスラエルでは貧富の差や、階層差によって使う紙を区別しており、タイでは大学やホテルなどでは紙が置いてあるが、普通の民家では竹の繊維で作った黄色っぽい紙が釘にぶら下げられている場合もあった。

まさに世界のトイレットペーパーも、百花繚乱である。

温水洗浄便座に乾燥機能を付けるなど、トイレットペーパー以後の世界も模索されてはいるが、今回のトイレットペーパー騒動を見るに、まだまだ私たちはトイレットペーパーと切っても切れない仲であり続ける見込みである。とするならば、はたして今後、お尻を拭くという行為やトイレットペーパーからみる世界は、その多様性を残していくのだろうか。あるいはすっかり均質化されてしまうのだろうか。私見では、均質化の動きは止まらないのではないかと考えている。

一九七三年と二〇二〇年に起きた二度のトイレットペーパー騒動には共通点もあったが、私たちはその決定的な相違点も目の当たりにした。それは、二〇二〇年には日本だけでなく、世界中でこのトイレットペーパー騒動が連動して発生したということである。オーストラリア、アメリカ合衆国、イギリス、インドネシアなどでの買い占め現象の報道は記憶に新しい。これには、SNSなど、一九七三年には無かった新しい情報ネットワークが深く影響しているだろう。加えて、トイレットペーパーを利用する国が、一九七三年時点よりも確実に増えていることとも関係している。

こうしたトイレットペーパーの普及は、衛生技術や衛生観念の世界的な普及、同一商品の世界的な流通などが実現した成果とみることもできる。しかし、それは一方で、「生きること」に関わる考え方、姿勢、信条、行動、価値判断、技術、制度などが徐々に、しかし確実に一色に塗り固められていく世界規模の大転換であるようにも思え、私は一抹の不安を感じずにはいられないのである。

第八章　ウンコが教えてくれたこと――世界の分岐点についてのダイアローグ

†「汚物」と社会――「汚い」と名づけられてきたモノやコト

本書冒頭の高校生たちとのやり取りでは、「ウンコは汚いか？」という問いから現代社会におけるウンコの位置づけを考えてみた。農業や環境に興味がある彼らでさえ、「汚い」という見方が大多数だったことをふまえると、おそらく今日の日本では、ほとんどの人がウンコを「汚い」モノとして認識しているといってよいだろう。

しかし、その歴史を振り返ると、ウンコは中世には「畏怖」され、「信仰」され、近世・近代には「重宝」され、「売買」され、「利用」され、近代・現代には「汚物」と名づけられて「処理」され、「嫌悪」され、その結果「排除」され、そして「忘却」されつつ、今日に至る。

私たちの価値基準が転換し、人間とウンコの関係が変化する中で、ウンコの評価も位置づけも揺れ動いてきたということができるだろう。そして、この変化の過程で次第に「汚物」としての位置づけが確立され、ウンコに対するスティグマ（汚名）は強化され、私たちの認識の中で、それは拭い去れないものとして固着してきたのだとわかった。

今日の日本で、ウンコがかつてのように農地に還ることは困難になった。しかし、それはウンコが汚いからなのではなく、むしろ、私たちの食べものや下水道に流すものが変化した結果であった。だから、物質的な豊かさ、時間を節約する便利さ、衛生的な暮らしを求め続ける私たち自身にもその責任があるということを、あらためて考えてみる必要は、やはりあるのだと思う。

†「土」は汚いモノなのか？

ところで、社会の変化の中で「汚い」と名づけられてきたモノやコトはウンコに限らない。

ウンコとも深く関わってきた「土」もその一つである。本書でも引用した水木しげるが、「土人」という言葉をあえて使うのは侮蔑ではなく、土と生きる人びとへの敬意を示したいから、と明示しているが、それは裏を返せば一般的には「土」にはある種の侮蔑の意味が込められる場合があるということになる。第四章で大正期の農村青年の詩に登場していた「土百姓」という言葉もまた、「土」に自嘲的な意味を込めた表現と解釈できる。こうした「土」に生きる青年の葛藤は、「土」に対する都市の軽蔑的なまなざしを抜きにしては決して説明することはできない。

一九九〇年代後半、大学生だった私はアルバイト先の小さな塾で、同じくアルバイトをしていた都内の女子大生に「あなたって、土臭いわね。あら、本当に靴に土がついているのね。いったいどこから来たの？」と言われたことがある。嘘のような本当の話である。一瞬唖然としたが、実際その日、フィールドワークの帰りで、確かにスニーカーには土がついていたので、私は「本当だね」と答えるほかなかった。あか抜けない雰囲気の私に向かって、彼女はそのことも婉曲的に表現したのだろう。しかしこの時、私は馬鹿にされているると憤慨するよりも、なるほどこうやって「土」を侮蔑のレトリックに使うのか、それはいったいどういう社会の中で培われてきた精神なのだろうかと、その場でしばし考えこんでしまった。相手にとってはとんでもない肩すかしだったに違いない。

じつはこの話には後日談がある。この女子大生は偶然にも私の幼馴染と同じ大学で同じテニスサークルに所属していた。幼馴染が言うには「彼女だって地方から東京に出てきた人だし、土とは無縁ではないはずだけどな」というのである。ますます感慨深かった。彼女は土と決別して東京の大学生となり、アスファルトの上をパンプスで歩き始めたところだったのである。一方私はスニーカーに土をつけながら、各地の農山漁村を歩き回る大学生だった。彼女にとっては「臭い」といって嘲笑したその土が、もしかしたら決別したかった「故郷」でもあり、「地方」でもあり、そこに暮らした自分自身に重なって見えたのかもしれない。都市からのまなざしに起因する葛藤ではなく、農村や地方の内部から生まれるまなざしによって、「土」が臭いモノ、汚いモノとして遠ざけられていく時代の足音が聞こえてくるような気がした。

「地方」という話から連想されるのは、地域ごとの文化、たとえば「方言」も「汚い」と名づけられてきたモノの一つであるということである。「標準語」という概念が定着し、それと比べて「汚い言葉」と認識され、方言を隠すようになったのは、高度経済成長期頃からだろうか。本来、言葉とは、地域ごとの豊かな文化を反映しているものである。長野県尻拭き地図にみたように、尻を拭く素材にも様々あり、それを表す言葉も驚くほど多様性に満ちていた。しかし現代では、「トイレットペーパー」というグローバルな標準語で一括に説明してしまえるほど、私たちの生きる世界は均一で単純になりつつあるようにみえる。

†手と女性

それから「手」についても考えてみたい。もともと手工芸や手工業の歴史を研究してきた私としては、「手」ほど、巧みで貴重な道具はない、と思う場面に何度も出会ってきた。[1]自然が生み出す不揃いな素材は、人間の「手」を介することで、揃えられ、整えられ、組み合わされ、織られ、編まれ、研がれ、鍛えられ、練られ、形づくられ、布、籠、器、紐、縄などに姿を変える。機械生産では用いることができない素材も、手ならば扱うことができる場合も多い。料理もまたしかりである。機械で加工するには不向きな形が不揃いの食材も、手を介してならば、いかようにも料理することができる。温度、柔らかさ、手触りなど、手の感触をたよりに判断することも少なくない。しかし今日、「素手」で作ることは、場合によっては衛生的ではないという評価がなされるようにもなった。

また、産業革命期以降、機械化が進むほどに、手で作るものは「遅れていて」、「非合理的で」、「衛生的ではない」モノという評価が与えられてきた。その揺り戻しとして「手工芸」の再評価が進むことがあっても、大きな情勢としては、手は徐々にその価値を失ってきたように思われる。

最後にやや飛躍するが、「女性」についても考えてみたい。かつて女性にも、血（月経や出産）の穢れから、「汚」という位置づけがなされる時期や場合があった。「手」と同様に、それは「汚」というだけでなく、「遅れた」もの、「下位に置かれる」ものとみなされることもある。フランスの哲学者、シモーヌ・ド・ボーヴォワールは著作『第二の性』の中で、「人は女に生まれるのではない。女になるのだ」という有名な言葉を残した。これは歴史的、文化的、社会的に形成される「性」、つまり「ジェンダー」という新しい視点の発見につながった。ウンコが「汚物」と名づけられていく歴史を辿る過程で、私の中ではボーヴォワールのこの言葉が不思議な共通点をもって思い出されていた。

女性は女性でしかないのではなく「人間」である、というところから出発する必要があるのと同じように、ウンコは汚物でしかないと思うことをやめることから出発すると、世界は違って見えてくる。その意味で、少し大げさかもしれないが、ウンコは私たちの社会を逆照射してみせる光でもある。

楽園のウンコ——野蛮と文明

「汚い」もの、「遅れている」ものとして、ある客体を下位に位置づけようとする発想は、意識的にも無意識的にも、じつは西欧文明を到達点とする発展段階論的な思考とも深く関わっている。こうした発想にもとづいて、西欧社会のような「文明」に到達していない地域は長らく、「野蛮」で、「未開」な、「遅れた」地域と名づけられてきた。

しかしその一方で、これらの地域は西欧キリスト教世界における人類の堕落以前の原初の「楽園」としてノスタルジーの対象となり、文学・芸術の普遍的テーマにもなってきた。[2]この「失われた楽園」を求める文芸思潮は、堕落した文明へのアンチテーゼとして、人間の本来的幸福を自然との調和に求めた哲学者ジャン＝ジャック・ルソー（一七一二～一七七八年）を中心とした哲学の興隆とともに、一九世紀の西欧で新たな展開をみたことはよく知られている。

そうした時代精神を生きた芸術家の一人に、フランスの画家、ポール・ゴーギャン（一八四八～一九〇三年）がいる。失われた楽園を追い続けたゴーギャンは、ケルト神話と中世キリスト教の幻想的雰囲気を残すフランス北西部ブルターニュ、南太平洋の島フランス領タヒチ島へと誘《いざな》われて旅の生涯を送った。南国の風土との出会いによって生み出された独特の画業は、生前にはほとんど評価されることはなかった。しかし、彼の作品群に込められたメッセージは、文明社会がゆらぎ、人びとが「生きること」の本質を追い求めるほどに、独自のリアリティをもって生起し、再評価されてきた。

私の印象に過ぎないが、第六章で引用した『水木しげるのラバウル戦記』に描かれたラバウルの風景画と、ゴーギャンが描いたタヒチの風景画には、ある種の共通したまなざしが感じられる。それは、ラバウルとタヒチが南半球のあまり違わない緯度に位置しているという自然条件の共通性や、オセアニアという一つの地域的まとまりや、一九世紀の植民地主義の時代に西欧諸国の植民地になったという政治的共通点というだけではない。その共通のまなざしとは、ラバウルやタヒチの暮らしに「楽園」と「人間が生きることの本来的意味」を、二人の画家がそれぞれ見出していた、ということである。

ゴーギャンは、自身の画業を説明するための覚書として、タヒチでの暮らしの心象を綴った『ノアノア』という文芸作品を残している。そこで彼は次のように言う。

この私は、畢竟《ひっきょう》、文明人なのだった。周囲で幸せに暮らしている野蛮人たちに、目下のところ、劣っているのだった。こうした場所では、自然から出てくるのでない金は、自然が産み出す本質的な富の入手には何の役にも立たない。空きっ腹をかかえて、わが境遇について悲しく想いをめぐらしていると、ひとりの土人が叫びながら私に向かってなにか身振りをしているのに気づいた。表現力のじつにゆたかなその仕草は、ことばの代わりをしていた。私は理解した――隣人が夕食に招いてくれているのだ。

（中略）

文明が少しずつ私から去ってしまう。単純に考えるようになり、隣人にたいしてはほとんど嫌悪感もなくなり――いやむしろ、愛するようになってきた。私は自由で、動物的で、人間的な生活を存分に享受している。今日の日とそっくりな、おなじように自由で美しい明日があると確信しているために、平和が心に降りてくる。[3]

ここでゴーギャンは、「野蛮」という言葉に自然と共に生きる人間の生きざまの理想を投影するとともに、「文明」という言葉を不自由な人間社会の象徴として用いている。つまり、「野蛮」と「文明」という言葉に込められる一般的な価値観を逆転してみせることで、芸術活動を通した文明批判のメッセージを伝えているのである。それは、一九世紀のフランス・パリという社会を生き、西欧文明が植民地支配を通してタヒチの島々を侵略し、変容させていく様を目の当たりにしたゴーギャン自身の問題意識の表現でもあった。

†一九世紀パリのウンコと怪物の腸

「失われた楽園」を追い求める文芸思潮が生まれた中心地の一つであり、ゴーギャンが生きた一九世紀のパリは、ウンコという視点で見るといったいどのような街だったのだろう。

一九世紀半ばまでのパリは、生活環境、都市環境ともに極めて劣悪だった。住民は生ごみや屎尿を無秩序に通りに投げ捨てるため、道の中央に作られた雨水を流すための溝には生ごみや屎尿が溜り、悪臭が立ち込めていた。細い街路の両脇には背の高い建物が並び、日当たりと風通しが悪く、疫病が蔓延することもしばしばだった。生ごみ、屎尿、雨水はセーヌ川に流れ込み、水質の悪化は避けられなかった。[4]

ポール・ゴーギャンは一九世紀半ばの一八四八年六月にパリのノートル＝ダム・ド・ロレット街に生まれている。時はまさに、急速に進展しつつあった市民階級の勢力によって「第二共和国」が宣言された二月革命の余波に揺れ動くさなかだった。[5] その後しばらく、家族の事情で幼少期を南米ペルーで過ごした後、一八五四年、六歳になったゴーギャンは再びフランスに戻ってきた。勉学期を終えると五年間の船員生活を経て、パリで株式仲買人となり、貨幣経済社会の中心でめきめきと頭角を現すようになる。二五歳の時に結婚し、所帯を持ったのもパリだった。

当時のパリでは産業革命が本格的になり、仕事を求める多くの労働者によって、急激な人口増加が生じていた。先に述べたように、もともとパリの街路は疫病が蔓延しやすい条件が揃っていたことに加えて、こうした急激な人口増加がそれに拍車をかけた。コレラによって、パリで多数の死者が出たのはこの頃のことである。

こうした状況を背景に、パリでは大規模な都市改造が求められるようになった。そして、「パリ改造」と呼ばれる大規模な都市整備事業が実施された。[6] 上下水道の整備もこの計画に含まれ、一九世紀後半は、パリのウンコにとって、大きな転換期となった。

一九世紀のパリに生きた作家エミール・ゾラ（一八四〇〜一九〇二年）が、パリ中央卸売市場を「パリの胃袋」と名づけたのに対し、ヴィクトル・ユゴー（一八〇二〜一八八五年）はパリの下水道を「怪物（リバイアサン）の腸」にたとえている。ユゴーの作品『レ・ミゼラブル』に主人公ジャン・ヴァルジャンの逃亡劇の舞台として、パリの下水道の様子が克明に描かれていることはよく知られている。

興味深いのは、ユゴーは非常に多くの紙幅を割いて、パリでは大金を投じて下水道という都市の「腸」を整備したこと、しかし、じつは人糞尿は非常に豊かな肥料になること、それはヨーロッパよりも早く、アジア諸国ではすでに実践されていること、人糞尿を用いれば、世界を養うに足りるかもしれないことなどを雄弁に述べていることである。政治家でもあったユゴーの人生と照らせば、この部分は産業革命期のパリにおける都市政策への間接的な批判とも読み取れる。その後パリでは一九世紀の最後の四半世紀において、公衆衛生学者たちが活躍するようになり、一八七七年五月には「フランス衛生学会」が設立された。

ちょうどこの頃、ゴーギャンの心の中には芸術に対する情熱が燃え上がり、結果的に株式仲買人としての仕事を手放してしまうことになる。しかし、絵は一向に売れず、芸術家としても認められないまま次第に生活は困窮し、家族との確執も深まっていった。パリという文明のただ中にいながら、私生活では愛と憎しみの間で葛藤し、芸術家の社交界や貨幣経済の息苦しさに苛《さいな》まれていたゴーギャンが、そこから逃れるように辿り着いたのが、パリとは気候も文化も全く違う、南洋のタヒチという「楽園」だったのである。

†ゴーギャンが見たタヒチのウンコ

ゴーギャンはタヒチの中でもフランス社会の影響を強く受けた地域を遠く離れ、原始の暮らしが残るマタイエア村に移り住み、地域の神話と人びととの世界観に触れる中で、自然に対する感受性を豊かに磨き上げていった。

ゴーギャンのタヒチでの絵画には、生命力あふれる豊かな植生と、腰巻姿の男女と裸の赤ん坊、赤土の上を歩く犬や豚、鶏が共に在る暮らしが描かれている。この風景から察するに、明記はされていないが、おそらく水木しげるがラバウルで目にしたように、赤ん坊のウンコはタヒチでも豚や犬に食べられることもあったのではと想像する。そして、悪臭立ち込める寒空のパリでは経験したことのない、人とウンコ、自然とのおおらかな関係に、ゴーギャンはきっと目をみはったに違いない。

ゴーギャンが文章に記録したタヒチでのウンコは、新しい王が即位するときの儀式におけるものであった。豪華な衣装をまとった王は神殿に入り儀式を執り行う。その後、王は首長たちの肩車に乗って民衆を従えて海に向かい、海に入った後、再び出発した場所に戻っていく。そこで執り行われる儀式にウンコが登場するのである。一部引用してみよう。

マラエに戻ると、神像は再び祭壇に安置され、そして祭は、荘厳さをひどく損なわせるべき、ある光景をもって終るのだった。神像のそばのござの上に置かれた王は、そこで民衆の最後の表敬といわれるものを受けるのである。それは驚くべき不潔さと粗暴な猥褻さに満ちた踊りと興行で、真裸の男女が王を取り囲み、自分たちの身体のさまざまな部分で王に触れようとするあまり、しまいには王は彼らがこすりつけようとする糞尿にまみれてしまうのだった。それは祭司たちが、また笛をならし太鼓を叩きはじめるまで続いた。それが退去と祭の終りを告げる合図だった。すると王は、お供を引き連れて、宮殿に戻るのだった。[7]

解説によると、この一連の儀式は神の出発と帰還、農耕の季節の循環、生と死のサイクルと分かちがたく結びつき、海に入ることによる水の浄化で「神」になった王が最後に「人間」として再生するために用いられるのが糞尿であるという。

こうした伝統風俗や儀式は植民地化によるキリスト教化の過程で嫌悪され、排除され、禁止されてきたが、マタイエア村ではまだその風俗や儀式は生き生きと営まれていた。ゴーギャンはそれを嫌悪するのではなく、むしろそこから多くのインスピレーションを得て画業に没頭した。

ゴーギャンには晩年、一八九九年夏から約二年間を「反植民地」を掲げた言論活動に没頭していた時期がある。その時期の彼の文章には、タヒチに侵略してきた西欧人のウンコが次のように登場する。

かつてシテール島（タヒチ）では空は澄み、女たちは愛すべき存在で、熱愛され、穏やかな空気とやさしい草々の愛撫と水浴の快楽のなかで、あるがままに生きる喜びをもっていた。それは、自然の恵みのおかげで働くことをまったく知らずにすんだ永遠の祝祭であった。（中略）文明人の一団がやってきて旗を立てる。豊かな土地は不毛となり、川は干上がる。もはや永遠の祭はなくなり、生きるための闘いと絶えざる労働が始まる。（中略）彼らは悪臭を放つ糞便で我々の土地を毒し、（中略）大地を不毛にし、生きものを堕落させる。[8]

先述した伝統儀式におけるウンコと、侵略者たちのウンコに対する評価の違いは、ゴーギャン自身によるタヒチの固有文化に対する擁護と、近代西欧文明への手厳しい批判を象徴したものにほかならなかった。

ゴーギャンの代表作の一つ、アメリカのボストン美術館に所蔵されている「我々はどこから来たのか　我々は何者か　我々はどこへ行くのか」は、近代西欧社会を生きる彼の中に渦巻いていた息苦しさと生きづらさから彼自身を解放してくれた、様々な「いのち」と共に生きる人びとへの敬意と憧憬を込めた作品なのだと、私には思えるのである。

†星々と生きる人びとの「宇宙」と「世界」

ゴーギャンがタヒチを訪れてから七〇年を経た一九六一年、一人の日本人女性がタヒチを訪れていた。文化人類学者の畑中幸子である。正確に言えば、タヒチから東へ長い船旅を経て辿り着くプカルアという島で、彼女は「われわれの社会に欠けているもの、われわれの社会から忘却されているものに眼がひらかされるのではないかというひそかな期待」をもって、数年間の現地調査に取り組んでいた。その詳細は一九六七年に出版された『南太平洋の環礁にて』に記されている。同書の中に、プカルアの人びとが生きる世界は次のように描かれる。

月の光が部落をてらさないとき、プカルアはこぼれおちそうな星でかこまれた。一等星、二等星、変光星は、天体に関する知識のないわたしにも容易に見当がついた。礁湖《ラグーン》に、沢山の星がそのまま影をおとしている。体をぐるりと三六〇度まわしてみても、星はつきない。星にいすくめられてしまう。星のこぼれている宇宙にプカルア礁湖はまさに指輪となって浮いていた。[9]

生きる世界というよりもむしろ、「宇宙」というほうがしっくりくるような広がりがある。同書にはこうした大自然とのやりとりとローカルな秩序から成り立つ人びとの固有の暮らしが生き生きと描かれる。しかし、プカルアでの調査を終えて戻った一九六四年後半のタヒチで彼女が見たものは、核実験の実施のために続々とやってくるフランス軍隊と、それを迎える盛大なオリ・タヒチ（タヒチアンダンス）の熱狂であった。「眼の前が真っ暗になった」と書き記し、彼女は次のように言葉を継いだ。

ゴーギャンが表現した動物性と植物性のまじった匂いは、その昔とかわらない。彼らは夜の更けることも知らないで踊り、たわむれている。彼らの正体はいまだにわたしにはつかめない。ただいえることは、大勢の観光客を迎えながらも彼らは「世界」を知らないということである。[10]

ここでの「世界」は、急激にグローバル化する社会がもつ、ある種の暴力性と罪深さという意味だと思われる。プカルアやタヒチの人びとが生きる固有の「宇宙」に対して、加速度的にそこに侵入していく「世界《グローバル》」化の流れ。この対比は、クロード・レヴィ＝ストロースがその著書『野生の思考』でいうところの「熱い社会」と「冷たい社会」のせめぎ合いという理念的対比にも通ずるところがある。

『野生の思考』は一九世紀後半にゴーギャンが表現した西欧中心主義への批判にも通底し、従来の未開社会観を転換することに成功した文化人類学の記念碑的な一書である。「熱い社会」とは、歴史的生成（たとえば四季の循環、人間の一生の循環、社会集団内の財産と奉仕の交換の循環）を自己のうちに取り込んで、それを発展の原動力とする社会を意味する。「冷たい社会」とは、自ら創り出した「制度」によって、歴史的要因が社会の安定と連続性に及ぼす影響をほとんど自動的に消去しようとする社会を意味する。[11]

レヴィ＝ストロースは次のように言う。

歴史的地理的にさまざまな数多の存在様式のどれかただ一つだけに人間のすべてがひそんでいるのだと信ずるには、よほどの自己中心主義と素朴単純さが必要である。人間についての真実は、これらいろいろな存在様式の間の差異と共通性とで構成される体系の中に存するのである。[12]

二〇世紀後半には、こうした主張が社会への警鐘として人びとに理解されるようにもなっていた。膨張に歯止めがかからない市場経済社会とグローバル化の流れを凝視しつつ、その行く末や限界を冷静に見定めようとする気運がこの時期には確かにあったからである。

この頃、日本は戦後復興期を経て、高度経済成長期へと突入しつつあった。畑中が日本から忘却されていくものを探しにプカルアへ赴いたのは、まさにこうした社会の変革期のさなかであった。そして彼女はそこで、プカルアの固有の「宇宙」とグローバル化する普遍的「世界」がせめぎ合う様を目の当たりにし、私たちの生き方と世界への向き合い方が大きく変わり始めたことを、身をもって感じたのである。

†高度経済成長期とネパールの牛糞

二〇一九年の冬、私は岐阜県恵那市の串原に「ゴーバル」という名前のハム工房を訪ねた。ゴーバルとはネパール語で「牛の糞」という意味である。どうして店名にあえて「糞」をつけたのか、一九八〇年にゴーバルを立ち上げた桝本進に話を聞いた。

一九七〇年代、時は日本が高度経済成長に沸き、人びとが物質的な豊かさを追い求めていた頃、彼は酪農家になろうと北海道に向かった。しかし、具体的な話が進むうちに、大規模化を目指す酪農経営に自分は向いていないことに気がついた。その後、山地酪農や、小規模な農的暮らしに関心を持つようになり、ちょうどその頃、ネパールの農村を回ったのだという。

道に牛が悠々と歩いている。
その後ろを子どもたちがついて歩いているんです。
牛が糞をする。
すると、子どもたちは、まだ湯気があがるホカホカのそれを両手で受けとめて、嬉しそうに駆けていく。ネパールでは牛の糞を肥料、建材、燃料などに使うんです。牛の糞を両手で嬉しそうに受けとめる、そんな子どもたちの姿が忘れられなくて。[13]

これがゴーバルという店名にした理由であるという。

同店がスタートした一九八〇年、日本では水洗便所が普及し、下水道が整備され、トイレットペーパーを使うことが当たり前になっていた。ウンコは汚物でしかないと認識され始めた時代でもある。おそらく桝本はタヒチを訪れた畑中と同じように、同時代のネパールでみた「人」と「糞」との関係に、当時の日本で急速に忘れられつつあった、自然と人が共に生きる姿とその豊かさを見出していた。[14] そして、同店が目指す理想を「ゴーバル(牛の糞)」に込めたのだと思われる。

二〇一九年に店のスタッフと共にネパールを再訪した桝本は、現在のネパールが直面している問題をとらえて、あらためて次のように言う。

どこに行っても目につくプラスチックのゴミの多さに衝撃を受けた。(中略)車道がなく、電気もなかった村は、今は一足飛びにソーラーパネルやスマホが普及し、若者の足はこぞって都会へと向かい、関心は、憧れはより便利な文明へと雪解けの水のごとく流れるなかで、足元のゴミを拾おうとする若者がどこにいるだろう。それは実は正に私たちが抱えている共通の課題だ。[15]

トイレットペーパーが世界中に普及していくことと足並みを揃えるように、私たちの暮らしは均質化し続け、「世界」化に対する一九七〇年代の戸惑いや躊躇は後景に退き、二一世紀に入ると、もはや立ち止まることすらなくなりつつある。しかし、今一度、やはり私は立ち止まりたいと思う。

「きれい」、「クリーン」、「衛生的」と聞いただけで疑うことをやめてしまった時に閉ざされる未来への可能性。「汚い」という認識と一言で、モノや相手を退けてしまうことをやめた時に、初めて見えてくる未来への可能性。それは、「不潔」と「清潔」という二項対立の問いでは決して解けない、そのあいだにある深淵な世界の存在に目を向けること、私たちもまた、その予定調和ではない、雑多で清濁入り交じる世界の中で、膨大な「いのち」の受け渡しを担う一員にすぎないのだと自覚することから始まる。

ウンコはどこから来て、どこへ行くのか。

この問いを、歴史的、地理的に考えるということは、「汚い」、「きれい」という価値転換評価がつくり出す世界を生きる私たちが、その危うさと同時に、まだ残された可能性に気づくことでもあるのだと思う。

ゴーギャンが「我々はどこから来たのか　我々は何者なのか　我々はどこへ行くのか」という絵画と言葉に込めたメッセージのように、ウンコの来し方行く末を考えることは、つまるところ、私たち人間の来し方行く末を考えることにほかならないのである。

エピローグ

子どもの頃の私は、まさか自分が大人になってウンコの本を書く人になるなんて、思ってもいなかっただろう。よく言えば繊細、悪く言えば神経質な子どもだった私は、ウンコやトイレが怖かったからである。そしてまた、恥ずかしいものだと思い込んでいた。だから、もちろん口に出してはいけないものだとも思っていた。

小学生の頃、祖父の葬儀に参列した後から、「死」というものが急に恐ろしくなり、それを振り払うように、必要以上に手を洗わずにはいられない時期が長く続いた。後で知ったことだが、これは一種の強迫性障害というものだったらしい。当時はなぜ手を洗わずにはいられないのか、自分では説明することができず、不安だけが募っていったが、今思えば、「死」に「汚れ」を重ねて、それを拭い去ることが「生」につながる唯一の方法なのだと思い込んでいた節がある。

そんな私もいろいろな経験をしながら、少しずつその繊細さが失われていったが、ことウンコやトイレへの「恐れ」が「好奇心」に変わったのは、地理学と出会って、自分が知らない世界や時代を旅するようになったからだと思っている。知らない世界や時代を生きる人びとと出会うことで、気持ちが解放され、「人間」や「生きること」について、もっとおおらかに考えられるようになったと言ったらよいだろうか。

まず、大学生になって暮らし始めた大学の寮の共同トイレは当たり前ではあるが、自宅のトイレとはその使われ方も汚れ方も、雰囲気も違う空間だった。学校のトイレとも違う、共同生活の中の共同トイレ。友達のアパートでお風呂を借りた時に経験した、お風呂とトイレが一緒になっているスタイルも、初めての時には戸惑った。就職してビジネスホテルを使うようになってからは、その戸惑いを忘れてしまうほど慣れてしまってはいるが、大学三年生の頃、バックパックでヨーロッパを歩いた時に、なるほどトイレとお風呂と一緒になった日本とは違うスタイルもあるのだと理解した。

ヨーロッパといえば、ユーレイルパスという乗り放題の鉄道チケットで移動している時の列車のトイレには驚いた。ウンコを受け止める便器に穴が開いていて、その下は目にもとまらぬ速さで通り過ぎる線路だったからである。自分のウンコをその場に置き去りにするトイレ。その光景が信じられなくて、面白くて、一緒にいた友人に「トイレに行ってみて！」となかば強引に勧めたことを思い出す。

大学二年生の時には沖縄青年の家が主催する、無人島で一週間を過ごすキャンプに参加した。もちろん人工的なトイレなどない。島に着くと、知り合ったばかりの仲間と砂浜に簡単な囲いを立て、穴を掘っただけの即席トイレを作った。屋根はない。流す水もない。砂をかけるだけのトイレ。夜、満天の星空の下で用を足すという経験は、私の中の根本的な何かを大きく変えてしまうような出来事だった。

だから、農家の庭先に建てられた、一ヶ月の家賃が一万五〇〇〇円の安アパートに住もうと決めた時、そこには外にある共同トイレしかない、ということは全く気にならなかった。真冬には便器の中の水が凍ってしまうトイレ。その状況を見て大笑いし、それならば、と大学のトイレに走って行くくらいの図太さを、この頃の私はすっかり自分のものにしていたのである。

海外に目を向けると、ウンコやトイレに対する固定観念や先入観はますます崩れていった。アメリカ合衆国のアリゾナ州で、砂漠の真ん中にポツンとあるトイレがまさかの水洗トイレだった時には、どうやって水を引いているのだろう、と驚きを隠せなかった。そして、足元がすっかり見えてしまうドアに、最初はそわそわした。地理学の仲間の調査先での経験談にも多くを教えられた。カリブ海に面した小国ニカラグアでフィールドワークをしている先輩の話では、とにかく蚊が多くて凄い勢いで蚊の大群がお尻を目指して飛んでくるらしい。現地の人は全く困っていないことが不思議だったという。アフリカでブッシュマンの調査をした経験のある先生は、彼らのウンコがウサギの糞のようにポロポロで、拭いたりする必要がないようだ、という話を聞かせてくれた。一緒にウンコセミナーに参加してくれたYさんには、現在のアフリカ、ケニアの空飛ぶウンコの話から、ウンコと社会の問題を教えてもらった。

そして、『トイレットペーパーの文化誌』の著者、西岡秀雄さんからは、世界各国のトイレ、ウンコ、尻ぬぐいの方法の多様さを、真剣勝負でありながら、ユーモアたっぷりに教えられた。自分が知らない世界を一方的に「野蛮」、「未開」、「遅れている」、「汚い」などと決めつけず、「こんな生き方があるんだ」という驚きと称賛をもって世界各地の暮らしの多様さを愛する地理学者らしいまなざしから学ぶことは多い。

＊　＊　＊

専門に閉じこもることをなるべく避けて研究生活を続けてきたが、あえて専門は何かと問われれば、私はその一つとして「人文地理学」と答えている。人文地理学とは、「人文」つまり人類の文化、文明を「地」の「理《ことわり》」から明らかにする学問分野である。本書のサブタイトルを「人糞地理学ことはじめ」としたのは、国語辞典の中で、「人文」の次に「人糞」が並んでいるから、ということではもちろんない。私はこの文化、文明の中で「人の糞」が、かなり重要な役割を果たしてきたのではないか、と考えているからである。

第一章で述べたように、「糞」はその語源にさかのぼれば、畑に手でまくという一連の行為を意味する。[1] これは農村と都市との関係、農家同士の組織によって「下肥」が取引され、利用されてきた社会とその技術を表すものである。そうだとするならば、「糞」は人類の重要な文化にほかならない。この時、「人糞」は「人の糞」という意味だけではなく、「人と糞との関係」という意味でもあると考えたい。「モノの地理学」ではなく、「関係性の地理学」と言ったらよいだろうか。そうすれば、本書で取り上げた「人糞」だけでなく、今後は虫や動物や植物や微生物の「糞」と私たちの関係も論じられるようになるだろう。[2]

排泄をするという行為は誰もがすることなのに、ところ変わればその行為やその場所や道具はこんなにも違う。本書の主役であるウンコの扱いもずいぶん違う。また、ところだけでなく、時代が違うとさらにバラエティー豊かな世界が広がっている。人間って面白いなぁ。そう考えられるようになって、子どもの頃の私が抱えていた息苦しさや、生きづらさはいつのまにか消えて無くなっていた。

蛇足になるが、子育て中に息子たちに教えられたことも多い。延々と続くように思われたおむつ替えの毎日、一人でトイレに行き、ウンコとその後始末ができるようになった時の感動、小学校から帰ってきて「スゴいの見た！」と、友達が便器の中の健やかなウンコを披露してくれたというある日の出来事を聞いた時の驚き。彼らからは、ウンコはこんなにも親しく、私たちの生きる日々の中に存在しているのだと教えられた。

＊　＊　＊

不思議なことに、子どもは大人になると、いつの間にかウンコとの親しさを忘れてしまう。ウンコについて話したり、学んだり、考えたりすることもほとんどなくなってしまう。しかし、それはもしかしたら、「生きること」の意味を見過ごしていることと同じなのかもしれない。少し大げさではあるが、本書を書き終えて、そう強く思っている。

社会科学者の内田義彦さんは、社会科学において、「一人ひとりが生きているという事実の重み」[3]を感じられないような視点から社会を理解しようとする研究姿勢の功罪について論じている。すなわちこれは、社会科学において、「一人ひとりが生きている重み」をもっと論じるべきだという問題提起でもある。

私たちは今、「生きること」をどのように受けとめ、理解しようとしているのだろうか。地域調査、歴史調査、論文執筆の過程で、そして毎日を生きながら、しばしば私はこの問いに直面する。答えを出すのは容易ではない。

前著で「胃袋」から人びとが生きる姿を描いていくうちに、それだけではどうしても中途半端な気がしてならなかったのは、私たちが生きるということは、食べることだけで完結してはいないと気がついたからだ。ウンコをすることも生きている証である。とするならば、食べることと同じくらい、ウンコの重みはまさに、「一人ひとりが生きているという事実の重み」そのものであると言っても過言ではないのではないか。

そして、この「食べること」と「ウンコをすること」はいずれも、私たち自身の中で完結するものではなく、本来的には外の世界に開かれ、様々な「いのち」の受け渡しの環の中に位置づけられる行為であった。その意味で、人糞地理学は人間学であると同時に、環境学でもあるといえるだろう。クロード・レヴィ＝ストロースは「人文科学の窮極目的は人間を構成することではなく人間を溶解することである」と言っている。[4] 人間を中心とした世界の理解ではなく、世界や宇宙の一環に人間をなじませ、分解し、溶かし込むように位置づけてこそ見えてくる景色についての対話《ダイアローグ》が必要だ、というメッセージである。そのためにも、私たちはまず、ウンコを自分のものとして引き受け直すことから始めなければならない。

＊　＊　＊

本書を書くにあたって「汚物」や「排除」の視点から考えようと思ったきっかけは、医療人類学者・磯野真穂さんを中心とする研究会のメンバー（岩佐光広さん、比嘉理麻さん、故宮野真生子さん）から受けた多くの示唆と議論によっている。フール（豚便所）は沖縄の豚と人との関係を論じる比嘉さんの研究を通して知ることができた。スティグマ（汚名）による排除の構造は、ウンコだけにとどまる問題ではない。「清潔」を追い求め続けることと引き換えに、「いのち」をめぐる世界に対する理解は単純になり、ねじれていくようにも感じる今日、それについて立ち止まって考える余地が、私たちにはまだ残されているのだと信じたい。

伊丹一浩さん、藤原辰史さんと一緒に立ち上げた「食と農の歴史研究会」の仲間からは、国内外の地域研究を通して、いつも思いがけない刺激をもらっている。「循環」という「環」の視点はこの仲間との議論から生まれた。農業史の研究者であり、山形の米農家でもある佐藤章夫さんの「下肥を運ぶ時の気持ちは何とも言えないものだった。どうかそれを理解して論文を書いてほしい」という言葉は忘れられない。少しでもその言葉に応えることができていれば、と願っている。なお、本書は日本学術振興会による科学研究費補助金17K03237、17H02552による成果の一部である。

「ウンコは汚いか」という冒頭に引用した調査については、筑波大学附属坂戸高等学校の生徒たち、講義の機会を与えて下さった梅澤智さんはじめ、同校の先生方に多大なご協力とご理解をいただいた。そして、いつも大学でウンコについての思索を一緒に深めてくれる学生たちや同僚にも、この紙幅を借りて心からの謝意を伝えたい。

本書を世に送り出すにあたっては、筑摩書房の橋本陽介さんと校正スタッフの皆さんに大変お世話になった。橋本さんには、私のささやかな仕事を見つけてくださったことに感謝している。そして、少し思い切った今回のテーマにも、「大切なことです」と深い共感を寄せて、辛抱強く見守ってくださる姿勢にいつも励まされた。ありがとうございました。

最後に、何気ない日々の暮らしのあれこれを考える少し変わった議論をいつも共有してくれる家族と研究仲間、そして調査先の皆さんに心を込めてお礼申し上げます。

二〇二〇年四月二〇日

あらゆる「いのち」と共に生きることについて考え続ける春の日に

湯澤規子

注

プロローグ

1 三好（二〇一九）二二五頁。
2 文響社が出版する一連の学習ドリル。
3 ポプラ社が出版するトロル作の一連の絵本、児童書。
4 寄藤文平・藤田紘一郎（二〇一〇）六頁。

第一章

1 瀬戸口（二〇〇九）七頁。
2 二〇一九年一一月一七日に奈良県奈良市にある「ならまち糞虫館」を訪ね、館長の中村圭一さんにご教示いただいた。
3 デイビッド・ウォルトナー＝テーブズ著、片岡夏実訳（二〇一四）一二～一三頁。
4 ロジェ＝アンリ・ゲラン著、大矢タカヤス訳（一九八七）一一頁。
5 小野（一九九七）三八頁。
6 藤島（一九六〇）一四頁。
7 金子（一九九〇）一九頁。
8 工藤（一九八七）四八五頁。

第二章

1 二〇一七年九月六日付け東京新聞の「この人」欄。

2 本書では「ウンコ」という表記で統一しているが、このセミナーでは「うんち」という表記を採用したため、ここでの表記はそのままとした。

3 ロジェ＝アンリ・ゲラン著、大矢タカヤス訳（一九八七）。ローズ・ジョージ著、大沢章子訳（二〇〇九）。

4 上（二〇一五）。

5 最初のバキュームカーは、一九四五年に川崎市の衛生福祉部清掃課に登場した。村野（一九九六）。

6 「トイレへの愛は、アフリカの社会を変革するか」『WIRER Audi INNOVATION AWARD 2016』No.032、二〇一六年。

7 佐藤（二〇二〇）によれば、インドのトイレと屎尿処理もまた、社会構造や格差、そして差別の問題が深く関わっている。

第三章

1 林（一九九九）二七～二九頁。

2 植村花菜「トイレの神様」キングレコード。

3 田村（一九八七）三五頁。

4 有薗（二〇一八）一～一六頁。

5 根崎（二〇〇八）一～二一頁。

6 以下の数値は根崎（二〇〇八）一〜二一頁。
7 米価から換算すると、江戸時代中期の一両は四〜六万円と推定される。貨幣博物館ホームページ「お金の歴史」参照。
8 金一両を銭六貫文で換算。
9 一斗を一八リットルで換算。
10 二五メートルプールの水、四八万リットルで換算。
11 『徳丸本村名主（安井家）文書』第二巻、一三九〜一四五頁。
12 根崎（二〇〇八）一一頁。
13 岩井（一九八七）二二一〜二二九頁。江戸時代においては「大坂」表記とした。
14 遠城（二〇二〇）三七〜五一頁。Rockfeller, A. 1998. Civilization and Sludge: Notes on the History of the Management of Human Excreta. *Capitalism, Nature, Socialism* 9 (3): 3-18.
15 「農業図絵」解説を参照。
16 山田・井浦監修（一九八八）九一〜九二頁。

第四章

1 愛知県の肥料商に関する研究として、中西・井奥編（二〇一五）や、市川（二〇一二a）、市川（二〇一二b）などがある。
2 稲村（二〇一五）。
3 むしろ明治政府は近世以来の人糞尿重視の肥料政策をとった、という議論もある。楠本（一九八一）七五頁。

4　鈴木貴詞家文書〇八七三、〇八七四。本稿では〇八七四を中心に分析する。
5　①〜⑤は鈴木貴詞家文書〇八七四による。①伊藤金蔵　大正三年後期、②伊藤金蔵　大正四年後期、③山内儀左衛門　大正二年春、④山内儀左衛門　大正六年春、⑤山内儀左衛門　大正六年盆後。
6　鈴木貴詞家文書〇八七三。
7　鈴鎌工場以外の例として、「大正九年当座帳第一月吉日」（山直毛織工場史料三〇七）にも「下肥代入ル」、「大正四年二月損益勘定元帳」（艶金興業史料三七）にも「不浄代」として記載が散見される。一宮市尾西歴史民俗資料館所蔵。
8　鈴木貴詞さんへの聞き取り調査による（二〇一三年九月一三日）。
9　湯澤（二〇一六）。
10　愛知県立農事試験場（一九一六）。以下は主にこの資料に依拠する。
11　燕（一九一四）を参照した。
12　愛知県立農事試験場（一九一六）一二〜一三頁。
13　『朝日村報』一二九号、一九一七年五月一日発行。一宮市尾西歴史民俗資料館所蔵。
14　愛知県立農事試験場編（一九一九）裏表紙。
15　この時期の愛知県の購入肥料の動向については、肥料を扱う商家からの分析として、市川（二〇一五）がある。
16　湯澤（二〇一六）。
17　愛知県立農事試験場編（一九一六）。
18　愛知県東春日井郡農会編（一九二九）二六九頁。
19　愛知県東春日井郡農会編（一九二九）四九一頁。

20　愛知県東春日井郡農会編（一九二九）四八五〜四九六頁。
21　カラスノエンドウの栽培品種。大正時代にドイツより導入され、飼料や緑肥として利用された。
22　渡辺（一九八三）三七二頁。
23　徳冨（一九三〇）九〜一〇頁。
24　小田内（一九一八）。
25　渡辺（一九八三）三七四頁。
26　この時期の三大都市の屎尿処理の変化については、星野高徳の一連の研究がある。星野（二〇〇八）、（二〇一四）、（二〇一八）。
27　渋谷（一九六四）八六〜九〇頁。同書の詩は埼玉県富士見村を舞台に一九二二〜一九二四年の間に書かれた。

第五章

1　「愛知県産業概況（抄）」一九一二年三月。愛知県史編さん委員会編（二〇〇四）三五頁所収。
2　愛知県史編さん委員会編（二〇〇九）四四一〜四四二頁。
3　愛知県史編さん委員会編（二〇〇九）四四二〜四四三頁。
4　尾崎（二〇〇五）五三〜八四頁。
5　後藤新平は一九二〇年から一九二三年まで東京市長を務め、その後、関東大震災直後に内務大臣兼帝都復興院総裁として震災復興計画を立案した。後藤については、越澤（二〇一一）などに詳しい。
6　この時期の国の衛生行政とその意味については、小野（一九九七）に詳しい。
7　同会についての詳細は、木村（二〇一一）を参照。

8　屎尿汲み取り代として農家が支払う米。これまで一人につき年間一斗二升を納めていたが、これを八升に引き下げるという主張が興農株式会社からなされた。
9　興農義会は一九一〇（明治四三）年に興農株式会社と改称した。愛知県東春日井郡編（一九二九）一三四六頁。
10　石井（一九二二）三八一頁。
11　姫田（一九一五）一一～一五頁。
12　木村（二〇一一）。
13　星野（二〇一五）六八頁。橋本（一九七七）によれば、具体的にここでの技術革新とは、ハーバー・ボッシュ法による合成硫安の製造である。これにより欧米から安価な硫安が日本にも流入し、国内の硫安工業は大きな影響を受けた。
14　石井（一九二二）三八三～三八四頁。
15　姫田（一九一五）を参照した。
16　石井（一九二二）三九二～三九三頁。一石を二七八リットルとして換算。
17　星野（二〇〇八）二九～五一頁。
18　愛知県編（一九一七）二頁。
19　作者不明（一九二九）三三九頁。
20　山口（一九二七）五九頁。
21　火野（一九三八）。
22　宮出（一九五〇）二三四頁。
23　同社は「時世の向背に鑑み」、大正一三年四月解散した。愛知県東春日井郡農会編（一九二九）一三四六頁。
24 「屎尿汲取契約」愛知県東春日井郡農会（一九二九）九九七頁。
25 「屎尿汲取契約」愛知県東春日井郡農会（一九二九）九九七頁。
26 宮出（一九五〇）二三四頁。
27 愛知県立農事試験場編（一九三八）五〇〜五一頁。
28 星野（二〇一四）四三頁。

第六章

1 水木（一九九七）一六四頁。
2 水木（二〇一五）。初出は『漫画アクション』双葉社、一九七一年四月一五日号。
3 ラバウルでの生活については、水木（一九九七）に詳しい。
4 中沢（二〇〇二）一二七頁。
5 水木（一九九七）一八四頁。
6 そうした中で、藤田（二〇一八）は貴重な成果である。
7 曽野（一九七二）一三〇〜一三三頁。スヴェトラーナ・アレクシエービチ（二〇一六）にも、こうした記録が含まれている。
8 沖縄のトイレについては、平川（二〇〇〇）を参照した。
9 平川（二〇〇〇）一一三頁。
10 平川（二〇〇〇）五五頁。
11 沖縄市町村長会編（一九五五）。

12 平川（二〇〇〇）一一三頁。
13 国土交通省ホームページ「下水道資料室」（二〇二〇年三月一一日アクセス）（www.mlit.go.jp/crd/city/sewerage/data/basic/rekisi.html）
14 沖縄県ホームページ「沖縄県下水道のあらまし」（二〇二〇年三月一一日アクセス）（https://www.pref.okinawa.jp/gesuidou/okinawakengesuidounoaramasi/start.html）
15 「ごみの文化・屎尿の文化」編集委員会・廃棄物学会ごみ文化研究部会・ＮＰＯ日本下水文化研究会屎尿・下水研究分科会編（二〇〇六）七三頁。
16 村野（一九九六）一一頁。
17 下水道東京１００年史編纂委員会編（一九八九）一六五頁。
18 「ごみの文化・屎尿の文化」編集委員会・廃棄物学会ごみ文化研究部会・ＮＰＯ日本下水文化研究会屎尿・下水研究分科会編（二〇〇六）六七〜六九頁。
19 下水道東京１００年史編纂委員会編（一九八九）一六九頁。
20 以下、有田・石村（二〇〇一）三八〜四二頁を参照した。
21 厚生労働省ホームページ厚生労働省法令等データベースサービス（二〇二〇年三月一一日アクセス）傍線は筆者付記。（https://www.mhlw.go.jp/web/t_doc?dataId=00ta5703&dataType=1&pageNo=1）
22 下水道東京１００年史編纂委員会編（一九八九）一九二、一九八頁。
23 村上（二〇〇四）。
24 藤島（一九六〇）三〇頁。
25 藤島（一九六〇）八六頁。
26 その詳細な経緯、バキュームカーが屎尿処理に果たした役割については、工藤（一九八七）に詳しい。

27 村野（一九九六）三頁。
28 村野（一九九六）六一頁。
29 村野（一九九六）七二頁。
30 工藤（一九八七）四八五頁。
31 松永（一九八三）一五四頁。
32 松永（一九八三）一九〇頁。
33 松永（一九八三）一八四〜一八五頁。
34 国土交通省ホームページ「下水道資料室」（二〇二〇年三月一一日アクセス）
35 下水道東京100年史編纂委員会編（一九八九）二五九頁。
36 下水道東京100年史編纂委員会編（一九八九）二七三〜二七四頁。
37 屎尿・下水研究会編（二〇一六）。
38 デイビッド・モントゴメリー、アン・ビクレー著、片岡夏実訳（二〇一六）では、食や農業を含めた興味深い議論がなされている。

第七章

1 斎藤（二〇〇五）九五〜九六頁。
2 西岡（一九八七）二六頁。
3 斎藤（二〇〇五）一〇三頁。
4 斎藤（二〇〇五）二二〜三〇頁。
5 馬瀬（一九七四）一〇八〜一一二頁。

6　神谷（一九九五）八頁。
7　石川（一九九七）三一七〜三一八頁。
8　東京都北区の「紙の博物館」に所蔵されている。
9　寺田（一九九七）。
10　神谷（一九九五）一七〜二一頁。以下の説明は、同書を参照した。
11　神谷（一九九五）一五頁。
12　Ronald H. Blumer, 2013, pp. 128–129.
13　西岡（一九八七）二頁。

第八章

1　湯澤（二〇〇九）。
2　湯原（一九九五）九頁。以下、同書を参照した。
3　ポール・ゴーギャン著、岩切正一郎訳（一九九九）三一頁、四二頁。
4　ロジェ＝アンリ・ゲラン著・大矢タカヤス訳（一九八七）。
5　湯原（一九九五）一四〜一五頁。
6　西迫（二〇一八）。
7　湯原（一九九五）一四七〜一四八頁。
8　湯原（一九九五）二二七頁（原文はフランスの新聞『レ・ゲープ』一九〇〇年一月一二日号、『オヴォリ』収録）。
9　畑中（一九六九）七二頁。

10 畑中（一九六九）二三一頁。
11 クロード・レヴィ＝ストロース著、大橋保夫訳（一九七六）二八〇〜二八一頁。
12 クロード・レヴィ＝ストロース著・大橋保夫訳（一九七六）二九九頁。
13 二〇一九年一二月一五日、桝本進さんからの聞き取り。
14 小磯（二〇一五）によれば、ヒンドゥー教の信者が多いネパールでは、牛は神聖視されて、牛糞は祭りや儀式などにも使われている。
15 桝本（二〇一九）、四〜五頁。

エピローグ

1 金子（一九九〇）一九頁。
2 人文地理学では「グアノ」というアホウドリのウンコと人間との関係を論じた下記の成果がある。平岡（二〇一二）、同（二〇一五）。
3 内田（一九九七）。
4 クロード・レヴィ＝ストロース著・大橋保夫訳（一九七六）二九六頁。

参考文献

エピグラフ

徳冨蘆花『蘆花全集　第9巻　みみずのたはこと』新潮社、一九三〇年

プロローグ

三好春樹『ウンコ・シッコの介護学――排泄ケアこそ尊厳を守るケア』新装版、雲母書房、二〇一九年
寄藤文平・藤田紘一郎『ウンコロジー――しあわせウンコ生活のススメ』実業之日本社文庫、二〇一〇年、（初版は二〇〇五年に実業之日本社より刊行）

第一章

瀬戸口明久『害虫の誕生――虫からみた日本史』ちくま新書、二〇〇九年
デイビッド・ウォルトナー＝デーブズ著、片岡夏実訳『排泄物と文明――フンコロガシから有機農業、香水の発明、パンデミックまで』築地書館、二〇一四年
ロジェ＝アンリ・ゲラン著、大矢タカヤス訳『トイレの文化史』筑摩書房、一九八七年
小野芳朗『〈清潔〉の近代――「衛生唱歌」から「抗菌グッズ」へ』講談社選書メチエ、一九九七年
スーエレン・ホイ著、椎名美智訳、富田太佳夫解説『清潔文化の誕生』紀伊國屋書店、一九九九年
藤島茂『トイレット部長』文藝春秋新社、一九六〇年

金子貞文『人工身体論——あるいは糞をひらない身体の考察』青弓社、一九九〇年
工藤庄八『私の清掃史』私家版非売品、一九八七年

第二章

ロジェ・アンリ・ゲラン著、大矢タカヤス訳『トイレの文化史』筑摩書房、一九八七年
ローズ・ジョージ著、大沢章子訳『トイレの話をしよう——世界65億人が抱える大問題』NHK出版、二〇〇九年
上幸雄『トイレのチカラ——トイレ改革で社会を変える』近代文藝社、二〇一五年
会田法行『トイレをつくる未来をつくる』ポプラ社、二〇一四年
村野まさよし『バキュームカーはえらかった！——黄金機械化部隊の戦後史』文藝春秋、一九九六年
山上遊「トイレへの愛は、アフリカの社会を変革するか」WIRED Audi INNOVATION AWARD 2016 №032、二〇一六年
佐藤大介『13億人のトイレ——下から見た経済大国インド』角川新書、二〇二〇年
三俣延子「産業革命期イングランドにおけるナイトソイルの環境経済史——英国農業調査会『農業にかんする一般調査報告書』にみる都市廃棄物のリサイクル」『社会経済史』七六（二）、二四七〜二六九頁

第三章

林望『古今黄金譚——古典の中の糞尿物語』平凡社新書、一九九九年
李家正文『古代厠攷』相模書房、一九六一年
植村花菜「トイレの神様」キングレコード

田村善次郎「百姓に捨てるものなし」『あるく みる きく』二四三、近畿日本ツーリスト（株）・日本観光文化研究所・神崎宣武、一九八七年、三五頁
有薗正一郎「一六世紀後半から一九世紀に日本を訪れた外国人が記述する日本庶民の人糞尿処理」『愛大史学』（二七）、二〇一八年、一～一六頁
渡辺善次郎『都市と農村の間――都市近郊農業史論』論創社、一九八三年
根崎光男「江戸の下肥流通と屎尿観」『人間環境論集』九（二）、二〇〇八年、一～二一頁
板橋区教育委員会社会教育課編『文化財シリーズ第二十集〈郷土史料集〉徳丸本村名主（安井家）文書』第二巻、板橋区教育委員会社会教育課、一九七六年
岩井宏實「奈良・大坂の下肥騒動」『あるく みる きく』二四三、近畿日本ツーリスト（株）・日本観光文化研究所・神崎宣武、一九八七年、二二～二九頁
ジーボルト著、斎藤信訳『江戸参府紀行』東洋文庫、平凡社、一九六七年
遠城明雄「屎尿取引からみた都市・農村関係の変容――一九二〇～一九三〇年代の広島市を事例として」『空間・社会・地理思想』（二三）、二〇二〇年、三七～五一頁
Rockfeller, A. 1998. Civilization and Sludge: Notes on the History of the Management of Human Excreta. *Capitalism, Nature, Socialism* 9 (3): 3-18
土屋又三郎著、清水隆久解説「農業図絵」『日本農書全集第26巻』農山漁村文化協会、一九八三年
徳永光俊編『日本農書全集　第69巻』「農稼肥培論上之巻」大蔵永常、「培養秘録」佐藤信淵、農山漁村文化協会、一九九六年
山田龍雄・井浦徳監修『日本農書全集一二　農業全書　第一～五　宮崎安貞』農山漁村文化協会、一九八八年

第四章
中西聡・井奥成彦編著『近代日本の地方事業家――萬三商店小栗家と地域の工業化』日本経済評論社、二〇一五年
市川大祐「明治期愛知県の肥料流通（二）人造肥料メーカーの流通網形成とシェア」『北海学園大学経済論集』六〇（一）、二〇一二年a、七一～八三頁
市川大祐「明治期福島県における肥料流通――県内肥料流通の数値的検討」『北海学園大学経済論集』六〇（三）、二〇一二年b、七九～九七頁
稲村光郎『ごみと日本人――衛生・勤倹・リサイクルからみる近代史』ミネルヴァ書房、二〇一五年
楠本正康『こやしと便所の生活史――自然とのかかわりで生きてきた日本民族』ドメス出版、一九八一年
湯澤規子「近代日本の産業地域形成期における農家経済構造の変化――愛知県『農家経済調査』にみる農家の暮らし」『史林』九九（一）、二〇一六年、一七七～二〇八頁
愛知県立農事試験場『肥料の話』愛知県立農事試験場、一九一六年
燕佐久太『下肥』有隣堂書店、一九一四年
愛知県立農事試験場編『愛知の蔬菜』愛知県立農事試験場、一九一九年
市川大祐「明治後期・大正期の肥料商業・肥料製造業」中西聡・井奥成彦編『近代日本の地方事業家――萬三商店小栗家と地域の工業化』日本経済評論社、二〇一五、二九五～三四二頁
愛知県産業部編『愛知県之肥料』愛知県産業部、一九二三年
愛知県東春日井郡農会編『東春日井郡農会史』愛知県東春日井郡農会、一九二九年
渡辺善次郎『都市と農村の間――都市近郊農業史論』論創社、一九八三年

徳冨蘆花『蘆花全集　第9巻　みみずのたはこと』新潮社、一九三〇年
小田内通敏『帝都と近郊』大倉研究所、一九一八年
星野高徳「二〇世紀前半東京における屎尿処理の有料化――屎尿処理業者の収益環境の変化を中心に」『三田商学研究』五一（三）、二〇〇八年、二九～五一頁
星野高徳「戦前期大阪市における屎尿処理市営化――下水処理構想の挫折と農村還元処分の拡大」『経営史学』四八（四）、二〇一四年、二九～五三頁
星野高徳「戦前期名古屋市における屎尿処理市営化――屎尿流注所を通じた下水処理化の推進と農村還元処分の存続」『社会経済史学』八四（一）、二〇一八年、四五～六九頁
渋谷定輔『定本野良に叫ぶ――渋谷定輔詩集』平凡社、一九六四年

第五章

湯澤規子『胃袋の近代――食と人びとの日常史』名古屋大学出版会、二〇一八年
愛知県史編さん委員会編『愛知県史　資料編二九　近代六　工業二』愛知県、二〇〇四年
愛知県史編さん委員会編『愛知県史　資料編二五　近代二　政治・行政二』愛知県、二〇〇九年
尾﨑耕司「衛生組合に関する考察――神戸市の場合を事例として」『大手前大学人文科学部論集』（六）、二〇〇五年、五三～八四頁
越澤明『後藤新平――大震災と帝都復興』ちくま新書、二〇一一年
小野芳朗『〈清潔〉の近代――「衛生唱歌」から「抗菌グッズ」へ』講談社選書メチエ、一九九七年
木村慎平「近代都市における屎尿問題と行政・地域――名古屋市を事例として」『年報近現代史研究』（三）、二〇一一年、一九～四〇頁

新修名古屋市史編集委員会『新修名古屋市史　第六巻』名古屋市、二〇〇〇年
星野高徳「戦前期名古屋市における屎尿処理施設の変遷」近現代資料刊行会企画編集編『近代都市の衛生環境　名古屋編別冊　近代都市環境研究資料叢書』近現代資料刊行会、二〇一五年、六一～九五頁
愛知県東春日井郡農会編『東春日井郡農会史』愛知県東春日井郡農会、一九二九年
石井賚三『電灯電力電鉄及屎尿公営に関する新研究』洛陽社、一九二一年
姫田隼多『名古屋の屎尿市営』中京堂書店、一九一五年
橋本寿朗「一九二〇年代の硫安工場」『社会経済史学』四三（四）、一九七七年、四五～七〇頁
星野高徳「二〇世紀前半期東京におけるし尿処理の有料化――屎尿処理業者の収益環境の変化を中心に」『三田商学会研究』五一（三）、二〇〇八年、二九～五一頁
愛知県編『赤痢病流行記事　大正三年』愛知県、一九一七年
作者不明「都市と屎尿の処分」『公衆衛生』四七（六）、一九二九年、三三九頁
山口静夫「生野菜の危険と安全処理」『国民衛生』四（八）、一九二七年
火野葦平『糞尿譚』小山書店、一九三八年
宮出秀雄『都市近郊農業論』実業之日本社、一九五〇年
愛知県立農事試験場編『自給肥料の知識』愛知県立農事試験場、一九三八年
星野高徳「戦前期大阪市における屎尿処理市営化――下水処理構想の挫折と農村還元処分の拡大」『経営史学』四八（四）、二〇一四年、二九～五三頁

第六章

手塚治虫「紙の砦」『少年キング』少年画報社、一九七四年九月三〇日掲載

水木しげる『水木しげるのラバウル戦記』ちくま文庫、一九九七年、（初版は一九九四年に筑摩書房より刊行）
水木しげる『糞神島他　水木しげる漫画大全集』講談社、二〇一五年（初出は『漫画アクション』双葉社、一九七一年。単行本は同社より一九七三年に刊行）
中沢弥「怪奇館へようこそ」志村有弘編『水木しげるの魅力』勉誠出版、二〇〇二年
藤田昌雄『陸軍と厠——知られざる軍隊の衛生史』潮書房光人新社、二〇一八年
曽野綾子『沖縄女生徒の記録——生贄の島』角川文庫、一九七二年
スヴェトラーナ・アレクシエービチ、三浦みどり訳『戦争は女の顔をしていない』岩波現代文庫、二〇一六年（翻訳初版は二〇〇八年に群像社より刊行）
平川宗隆『沖縄トイレ世替わり——フール（豚便所）から水洗まで』ボーダーインク、二〇〇〇年
鶴藤鹿忠『琉球地方の民家』明玄書房、一九七二年
井波盛誠『琉球動物史』ひるぎ書房、一九七九年
沖縄市町村長会編『地方自治七周年記念誌』沖縄市町村長会、一九五五年
比嘉理麻『沖縄の人とブタ——産業社会における人と動物の民族誌』京都大学学術出版会、二〇一五年
「ごみの文化・屎尿の文化」編集委員会・廃棄物学会ごみ文化研究部会・NPO日本下水文化研究会屎尿・下水研究分科会編『ごみの文化・屎尿の文化』技報堂出版、二〇〇六年
村野まさよし『バキュームカーはえらかった！』文藝春秋、一九九六年
下水道東京100年史編纂委員会編『下水道東京100年史』東京都下水道局、一九八九年
有田正光・石村多門『ウンコに学べ！』ちくま新書、二〇〇一年
村上信夫『帝国ホテル厨房物語——私の履歴書』日経ビジネス人文庫、二〇〇四年

藤島茂『トイレット部長』文藝春秋新社、一九六〇年
工藤庄八『私の清掃史』私家版非売品、一九八七年
松永はつ子『トイレットお嬢さん奮戦記』主婦と生活社、一九八三年
屎尿・下水研究会編『トイレ――排泄の空間から見る日本の文化と歴史（シリーズ・ニッポン再発見4）』ミネルヴァ書房、二〇一六年
デイビッド・モントゴメリー、アン・ビクレー著、片岡夏実訳『土と内臓』築地書館、二〇一六年

第七章

斎藤たま『落し紙以前』論創社、二〇〇五年
西岡秀雄『トイレットペーパーの文化誌――人糞地理学入門』論創社、一九八七年
坂口一雄『伊豆諸島民俗考』未来社、一九八〇年
馬瀬良雄「きたない話で恐縮ですが……」『信濃路』三、一九七四年、一〇八～一一二頁
市川健夫「数字から見たトイレット考――まことにくさい話」『信濃路』三、一九七四年、一一三～一一五頁
神谷すみ子『トイレットペーパーの話――再生紙使用が地球を救う』静岡新聞社、一九九五年
石川英輔『大江戸リサイクル事情』講談社文庫、一九九七年（初版は講談社より一九九四年に刊行）
寺田寅彦『寺田寅彦全集　第三巻』岩波書店、一九九七年（原文は一九二一年に東京日日新聞に発表された）
Ronald H. Blumer, *Wiped : The Curious History of Toilet Paper*, Middlemarch Media Press, 2013, pp. 128–129.

第八章

湯澤規子『在来産業と家族の地域史――ライフヒストリーからみた小規模家族経営と結城紬生産』古今書院、二〇〇九年
シモーヌ・ド・ボーヴォワール著、生島遼一訳『第二の性Ⅰ――女はこうしてつくられる』新潮文庫、一九五九年
湯原かの子『ゴーギャン――芸術・楽園・イヴ』講談社選書メチエ、一九九五年
ポール・ゴーギャン著、岩切正一郎訳『ノアノア』ちくま学芸文庫、一九九九年
ロジェ＝アンリ・ゲラン著・大矢タカヤス訳『トイレの文化史』筑摩書房、一九八七年
西迫大祐『感染症と法の社会史――病がつくる社会』新曜社、二〇一八年
エミール・ゾラ著、朝比奈弘治訳『〈ゾラ・セレクション〉第二巻　パリの胃袋』藤原書店、二〇〇三年
ヴィクトル・ユゴー著、永山篤一訳『レ・ミゼラブル　上・下』角川文庫、二〇一二年
畑中幸子『南太平洋の環礁にて』岩波新書、一九六七年
クロード・レヴィ＝ストロース著、大橋保夫訳『野生の思考』みすず書房、一九七六年
小磯学「ヒンドゥー教における牛の神聖視と糞の利用」『砂漠研究』二五（二）、二〇一五年、四三〜五一頁
桝本進「ネパールと私」『GOBALだより』一〇〇、山のハム工房ゴーバル、二〇一九年

エピローグ

金子貞文『人工身体論――あるいは糞をひかない身体の考察』青弓社、一九九〇年
平岡昭利『アホウドリと「帝国」日本の拡大』明石書店、二〇一二年

平岡昭利『アホウドリを追った日本人――一攫千金の夢と南洋進出』岩波新書、二〇一五年
内田義彦『社会認識の歩み』岩波新書、一九九七年（初版は一九七一年）
クロード・レヴィ＝ストロース著、大橋保夫訳『野生の思考』みすず書房、一九七六年

ちくま新書
1523

ウンコはどこから来《き》て、どこへ行《い》くのか
——人糞地《じんぷんち》理《り》学《がく》ことはじめ

二〇二〇年一〇月一〇日　第一刷発行
二〇二〇年一二月二〇日　第二刷発行

著　　者　湯澤規子（ゆざわ・のりこ）

発 行 者　喜入冬子
発 行 所　株式会社 筑摩書房
東京都台東区蔵前二-五-三　郵便番号一一一-八七五五
電話番号〇三-五六八七-二六〇一（代表）
装 幀 者　間村俊一
印刷・製本　三松堂印刷 株式会社

ISBN978-4-480-07330-3 C0221

ちくま新書

377
人はなぜ「美しい」がわかるのか
橋本治
「美しい」とはどういう心の働きなのか？「合理性」や「カッコよさ」とはどう違うのか？　日本の古典や美術に造詣の深い、活字の鉄人による「美」をめぐる人生論。

569
無思想の発見
養老孟司
日本人はなぜ無思想なのか。それはつまり、「ゼロ」のようなものではないか。「無思想の思想」を手がかりに、日本が抱える諸問題を論じ、閉塞した現代に風穴を開ける。

578
「かわいい」論
四方田犬彦
キティちゃん、ポケモン、セーラームーン――。日本製のキャラクター商品はなぜ世界中で愛されるのか？「かわいい」の構造を美学的に分析する初めての試み。

893
道徳を問いなおす
――リベラリズムと教育のゆくえ
河野哲也
ひとりで生きることが困難なこの時代、他者と共に生きるための倫理が必要となる。「正義」「善悪」「権利」とは何か？　いま、求められる「道徳」を提言する。

832
わかりやすいはわかりにくい？
――臨床哲学講座
鷲田清一
人はなぜわかりやすい論理に流され、思い通りにゆかず苛立つのか――常識とは異なる角度から哲学的に物事を見る方法をレッスンし、自らの言葉で考える力を養う。

1039
社会契約論
――ホッブズ、ヒューム、ルソー、ロールズ
重田園江
この社会の起源には何があったのか。ホッブズ、ヒューム、ルソー、ロールズの議論を精密かつ大胆に読みなおし、近代の中心的思想を今に蘇らせる清冽な入門書！

1409
不道徳的倫理学講義
――人生にとって運とは何か
古田徹也
私たちの人生を大きく左右するにもかかわらず、倫理学では無視されがちな「運」をめぐる是非。それらの議論を古代から現代までたどり、人間の生の在り方を探る。

933
後藤新平
――大震災と帝都復興
越澤明
東日本大震災後の今こそ、関東大震災からの復興を指揮した後藤新平に学ばねばならない。都市計画研究の第一人者が、偉大な政治家のリーダーシップの実像に迫る。

1475
歴史人口学事始め
――記録と記憶の九〇年
速水融
2019年に逝去した歴史人口学の泰斗・速水融の遺著。欧州で歴史人口学と出会い、日本近世経済史の知られざる姿を明らかにした碩学が激動の時代を振り返る。

1002
理想だらけの戦時下日本
井上寿一
格差・右傾化・政治不信……戦時下の社会は現代に重なる。その時、日本人は何を考え、何を望んでいたのか？体制側と国民側、両面織り交ぜながら真実を描く。

1144
地図から読む江戸時代
上杉和央
空間をどう認識するかは時代によって異なる。その違いを象徴するのが「地図」だ。古地図を読み解き、日本の形を作った時代精神を探る歴史地理学の書。図版資料満載。

1210
日本震災史
――復旧から復興への歩み
北原糸子
度重なる震災は日本社会をいかに作り替えてきたのか。有史以来、明治までの震災の復旧・復興の事例に焦点を当て、史料からこの国の災害対策の歩みを明らかにする。

1294
大坂　民衆の近世史
――老いと病・生業・下層社会
塚田孝
江戸時代に大坂の庶民に与えられた「褒賞」の記録を読みとくと、今は忘れられた市井の人々のドラマが見えてくる。大坂の町と庶民の暮らしがよくわかる一冊。

948
日本近代史
坂野潤治
この国が革命に成功し、わずか数十年でめざましい近代化を実現しながら、やがて崩壊へと突き進まざるをえなかったのはなぜか。激動の八〇年を通観し、捉えなおす。

ちくま新書

1126
骨が語る日本人の歴史
片山一道
縄文人は南方起源ではなく、じつは「弥生人顔」も存在しなかった。骨考古学の最新成果に基づき、歴史学の通説を科学的に検証。日本人の真実の姿を明らかにする。

1227
ヒトと文明
――狩猟採集民から現代を見る
尾本恵市
人類はいかに進化を遂げ、文明を築き上げてきたか。遺伝人類学の大家が、人類の歩みや日本人の起源を多角的に検証。狩猟採集民の視点から現代の問題を照射する。

1237
天災と日本人
――地震・洪水・噴火の民俗学
畑中章宏
地震、津波、洪水、噴火……日本人は、天災を生き抜く知恵を、風習や伝承、記念碑等で受け継いできた。各地の災害の記憶をたずね、日本人と天災の関係を探る。

1244
江戸東京の聖地を歩く
岡本亮輔
歴史と文化が物語を積み重ね、聖地を次々に生み出してきた江戸東京。神社仏閣から慰霊碑、墓、塔、スカイツリーまで、気鋭の宗教学者が聖地を自在に訪ね歩く。

1410
死体は誰のものか
――比較文化史の視点から
上田信
死体を忌み嫌う現代日本の文化は果たして普遍的なのか。チベット、中国、キリスト教、ユダヤ――。来るべき多死社会に向けて、日本人の死生観を問い直す。

1481
芸術人類学講義
鶴岡真弓 編
人類は神とともに生きることを選んだ時、「創造する種」として歩み始めた。詩学、色彩、装飾、祝祭、美術の観点から芸術の根源を問い、新しい学問を眺望する。

1487
四国遍路の世界
愛媛大学四国遍路・世界の巡礼研究センター 編
近年ブームとなっている四国遍路。四国八十八ヶ所の成立など歴史や現在の様相、海外の巡礼との比較など、さまざまな視点から読みとく最新研究15講。

ちくま新書

986
科学の限界
池内了
原発事故、地震予知の失敗は科学の限界を露呈した。科学に何が可能で、何をすべきなのか。科学者の倫理を問い直し「人間を大切にする科学」への回帰を提唱する。

795
賢い皮膚
――思考する最大の〈臓器〉
傳田光洋
外界と人体の境目――皮膚。様々な機能を担っているが、驚くべきは脳に比肩するその精妙で自律的なメカニズムである。薄皮の秘められた世界をとくとご堪能あれ。

1442
ヒトの発達の謎を解く
――胎児期から人類の未来まで
明和政子
イヤイヤ期はなぜ起きる？　思春期に感情が暴走するのはなぜ？　デジタル化は脳に影響あるの？　ヒトの本質に焦点をあてて、脳と心の成長を科学的に解明する。

570
人間は脳で食べている
伏木亨
「おいしい」ってどういうこと？　生理学的欲求、脳内物質の状態から、文化的環境や「情報」の効果まで、さまざまな要因を考察し、「おいしさ」の正体に迫る。

968
植物からの警告
湯浅浩史
いま、世界各地で生態系に大変化が生じている。植物と人間のいとなみの関わりを解説しながら、環境変動の実態を現場から報告する。ふしぎな植物のカラー写真満載。

1425
植物はおいしい
――身近な植物の知られざる秘密
田中修
季節ごとの旬の野菜・果物・穀物から驚きの新品種、香りの効能、認知症予防まで、食べる植物の「すごい」「おもしろい」「ふしぎ」な話題を豊富にご紹介します。

1317
絶滅危惧の地味な虫たち
――失われる自然を求めて
小松貴
環境の変化によって滅びゆく虫たち。なかでも誰もが注目しないやつらに会うために、日本各地を探訪する。果たして発見できるのか？　虫への偏愛がダダ漏れ中！